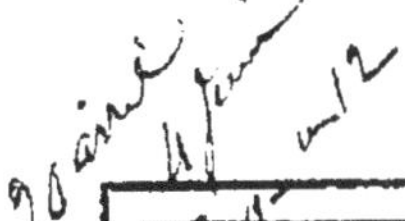

TRAITÉ PRATIQUE

DE L'HYGIÈNE

ET DES MALADIES

DE L'ENFANCE

PAR

E. LE BARILLIER

Docteur en Médecine

MÉDECIN EN CHEF DE L'HOPITAL DES ENFANTS DE BORDEAUX.

PARIS

V' MASSON, LIBRAIRE-ÉDITEUR

Place de l'École-de-Médecine.

BORDEAUX

P. CHAUMAS, LIBRAIRE-ÉDITEUR

Fossés du Chapeau-Rouge, 34.

M DCCC LIX

TRAITÉ PRATIQUE

DE L'HYGIÈNE

ET DES MALADIES DE L'ENFANCE.

TRAITÉ PRATIQUE

DE L'HYGIÈNE

ET DES MALADIES

DE L'ENFANCE

PAR

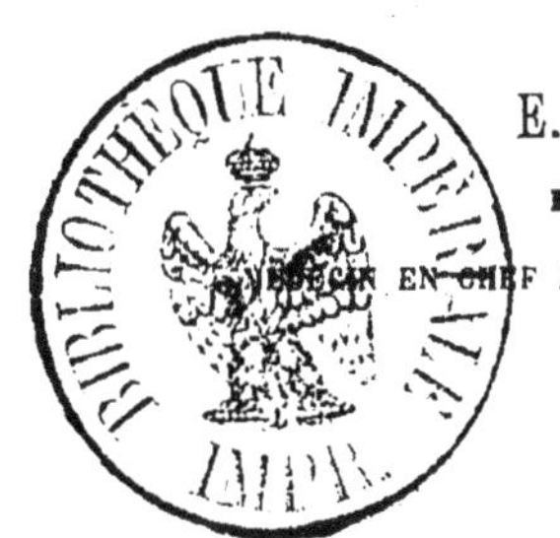

E. LE BARILLIER

Docteur en Médecine

MÉDECIN EN-CHEF DE L'HOPITAL DES ENFANTS DE BORDEAUX.

« Telle mère, tel enfant. »
(J.-J. Rousseau.)

PARIS

V' MASSON, LIBRAIRE-ÉDITEUR
Place de l'École-de-Médecine.

BORDEAUX

P. CHAUMAS, LIBRAIRE-ÉDITEUR
Fossés du Chapeau-Rouge, 34.

M DCCC LIX

PRÉFACE

La cause de la plupart des maladies remonte
à l'enfance ; c'est donc à élever les enfants de
la manière la plus convenable pour les soustraire
à toutes les conditions nuisibles à leur développement régulier, que doit tendre la sollicitude de la famille.

Si l'influence de la santé des parents sur celle
des enfants n'est pas douteuse, on ne saurait
nier aussi et l'action incessante qu'exercent sur
eux tous les agents extérieurs, et leur extrême
impressionnabilité.

Chez l'enfant naissant, l'organisation encore
imparfaite se prête merveilleusement aux modifications qu'on veut lui imprimer ; pourquoi
ne pas espérer alors, en dirigeant convenablement son éducation physique, corriger les défauts qui pourraient être inhérents à cette organisation. Si partout les enfants succombent en

si grand nombre, c'est moins d'ailleurs à de mauvaises conditions de vitalité, qu'à l'absence de soins bien compris, qu'il faut attribuer ce fâcheux résultat. J'ai été trop souvent témoin de la sollicitude et du dévoûment maternels, pour ne pas reconnaître de quels soins affectueux les enfants sont entourés; mais ces soins ont souvent besoin d'être éclairés, et souvent aussi l'exagération du devoir maternel a ses inconvénients. C'est donc à éclairer, à diriger le sens maternel, à lui montrer ce qu'il convient de faire dans l'intérêt de l'enfant, à lui enseigner les causes malheureusement si fréquentes des indispositions et des maladies qui viennent assiéger son berceau que le médecin doit consasacrer ses efforts. Des doutes innombrables, nous dit à ce propos Mme Necker de Saussure, se présentent à l'esprit des mères sur la manière de soigner la santé des enfants; elles réussissent à s'en distraire plus aisément qu'à se décider, et faute de savoir se transmettre leurs expériences, les générations futures se transmettent leurs hésitations.

Plusieurs auteurs très recommandables se sont occupés de l'hygiène et des maladies de l'enfance, mais leurs travaux, en raison de leur importance, sont souvent disséminés dans un grand nombre de volumes qu'il n'est pas toujours facile de consulter. C'est pour coordonner et réunir leurs idées, en y ajoutant ce que l'observation m'a permis de constater par moi-même, que j'ai entrepris cet ouvrage. En publiant ce livre, je n'ai pas eu la prétention d'écrire un traité complet de l'hygiène et des maladies de l'enfance, mais d'apprendre aux personnes étrangères à la médecine, les notions les plus élémentaires et les plus utiles sur l'éducation physique des enfants, et sur les maladies qui incombent à cette période de la vie.

La première partie traite spécialement de l'alimentation et de l'hygiène de l'enfance.

Dans la seconde partie, j'ai fait connaître, d'une manière sommaire, les maladies les plus fréquentes et les plus connues des premières époques de la vie ; l'étude complète et détaillée des maladies de l'enfance, trouvant mieux sa place dans les traités généraux, a été faite d'une manière remarquable dans les ouvrages de MM. Barrier, Bouchut, Rilliet et Barthez, etc.

Quoique ce traité comprenne dans leur ensemble l'étude de l'hygiène et celle des maladies de l'enfance, certains détails en rendent l'application plus pratique dans notre ville.

Je n'ai eu d'autre but, en l'écrivant, que d'être utile. Heureux si mes efforts sont couronnés de succès ?

Bordeaux , le 1er juin 1859.

AUTEURS A CONSULTER.

Nous plaçons ici la liste des principaux auteurs que nous avons dû consulter, ceux surtout que nous aurons l'occasion de citer dans cet ouvrage.

BARRIER. — Traité pratique des Maladies de l'Enfance; Paris, 1845, 2ᵉ édition.

BALLEXSERD. — De l'Éducation physique des Enfants depuis leur naissance jusqu'à l'âge de la puberté; Paris.

J. BÉCLARD. — Hygiène de la première Enfance, thèse de concours; Paris, 1852.

BECQUEREL. — Éléments d'Hygiène; 2ᵉ édition, Paris, 1854.

A. BECQUEREL. — Recherches cliniques sur la Méningite des Enfants; Paris, 1858.

BILLARD. — Traité des Maladies des Enfants nouveau-nés et à la mamelle; Paris, 1837.

BERTON. — Maladies des Enfants; Paris, 1842.

BLACHE et GUERSANT. — Dictionnaire de Médecine.

BRACHET. — Traité pratique des Convulsions dans l'Enfance; Paris, 1837.

BOUCHUT. — Traité pratique des Maladies des Nouveau-nés et des Enfants à la mamelle; Paris, 1855, 3ᵉ édition.

BROUZET. — Essai sur l'Éducation médicinale des Enfants; Paris, 1754.

DÉCLAT. — Hygiène des Enfants nouveau-nés; Paris, 1858-59.

DE LA BARRE fils. — Des Accidents de Dentition chez les Enfants en bas âge; Paris, 1851.

DESESSARTZ. — Traité de l'Éducation corporelle des Enfants en bas âge; Paris, 1760.

DONNÉ. — Conseil aux Mères sur l'allaitement et sur la manière d'élever les Enfants nouveau-nés ; Paris, 1842

ETMULLER. — *Valetudinarium Infantile ;* Leipsick, 1670.

FRANCK. — Traité sur la manière d'élever sainement les Enfants ; traduit de l'allemand par Beherer.

GARDIEN. — Traité d'Accouchement, des Maladies des Femmes, etc., etc.; Paris, 1807.

GINTRAC. — Cours théorique et clinique de Pathologie interne et de Thérapie médicale ; Paris, 1853.

HUFELAND. — La Macrobiotique ; traduction de Jourdan ; Paris, 1838.

LEGENDRE. — Recherches anatomo-pathologiques et cliniques sur quelques Maladies de l'Enfance; Paris, 1846.

LEROY (Alphonse). — Médecine Maternelle, ou l'art d'élever et de conserver les Enfants ; Paris, an XI.

LEVRET. — Nouvelle observation sur l'Allaitement des Enfants.

Mme NECKER DE SAUSSURE. — De l'Éducation progressive.

PARMENTIER et DEYEUX. — Précis d'expériences et observations sur les différents laits ; Paris, an VII.

RICHARD (de Nancy). — Traité sur l'Éducation physique des Enfants; Paris, 1843.

RILLIET et BARTHEZ. — Traité clinique et pratique des Maladies des Enfants ; Paris, 1854.

ROSEN. — Maladies des Enfants; traduction de Lefebvre et Villebrune; Paris, 1778.

SEUX. — Recherches sur les Maladies des Enfants nouveau-nés; Paris 1855.

UNDERWOOD. — Traité des Maladies des Enfants ; traduction d'Eus. de Salle; Paris, 1823.

VALLEIX. — Clinique des Maladies des Enfants nouveaunes ; Paris, 1838.

VILLERMÉ. — De la Mortalité des Enfants nouveau-nés, considérée dans ses rapports avec le mode d'allaitement. *(Annales d'Hygiène.)*

PREMIÈRE PARTIE.

HYGIÈNE DE L'ENFANCE.

INTRODUCTION.

Si la vie intra-utérine est un âge de création, l'enfance tout entière est consacrée au
développement de l'individu ; et c'est dans le
premier âge que cet accroissement est le plus
marqué. Ainsi, l'enfant qui ne pèse en naissant que trois à quatre kilogrammes, en pèse
dix au bout de la première année, et douze à
la fin de la seconde.

Les organes de la nutrition sont prédomi-
nants à cette époque de la vie ; aussi Burdach
a-t-il dit, que la vie marche plus vite dans ses
premières périodes que dans les dernières.

Au moment de la naissance, les organes de
la digestion, fonction préparatoire de tous les
actes d'assimilation, sont constitués de manière à accomplir de suite leur destination,
et la nature, en forçant l'enfant à recevoir du
sein maternel la nourriture la plus appropriée
à l'état des organes digestifs, et la plus assimi-

lable, a rendu la transition de la vie intra-utérine à la vie extérieure aussi insensible que possible.

L'activité de la nutrition entraîne une activité plus grande des diverses fonctions de la vie végétative.

La respiration, qui a pour but la revivification du sang, s'établit brusquement au moment de la naissance ; c'est une fonction nouvelle ; l'enfant nouveau-né respire par instinct, ce qui explique l'irrégularité et la précipitation des mouvements respiratoires à cet âge ; ce n'est que vers deux ans que la respiration se régularise et ressemble à celle de l'adulte. Tandis que chez ce dernier, le nombre des inspirations est de quinze ou seize par minute, il est chez l'enfant de trente à quarante ; les battements du pouls sont en rapport avec la fréquence des mouvements respiratoires.

La circulation est plus précipitée chez l'enfant, après la naissance, que dans l'âge adulte, et surtout chez le vieillard. — Le nombre des pulsations artérielles, dans les premiers mois de la vie, a été apprécié d'une manière différente par les auteurs, ce qui tient aux difficultés de l'exploration du pouls chez l'enfant, et à l'influence que le mouvement ou les excitations exercent sur les battements du cœur. — Haller fixe une moyenne de cent quarante par minute; MM. Trousseau et Nægelé donnent cent trente-sept. — D'autres auteurs, entre autres Billard, Valleix, MM. Roger et Bouchut, ont donné des chiffres différents. Cette accélération dans le mouvement de la circulation, et dans celui de la respiration, ne détermine pas chez l'enfant un accroissement dans la température qui lui est propre; elle est, d'après les expériences de M. Roger et de M. Mignot, de 37°, à peu près comme chez l'adulte.

« Les fonctions de la vie de relation ne sont pas moins actives que celles de la vie végétative, mais elles ne comportent pas encore le même degré de régularité et de perfection. Ainsi, l'impressionnabilité et l'irritabilité sont extrêmes; les impressions sont si vives au commencement de l'enfance, qu'elles suffisent pour déterminer des actes locomoteurs irréguliers et automatiques; plus tard, elles sont encore mal appréciées par le sens intime, et provoquent des déterminations que la raison n'a pas toujours réglées. L'impressionnabilité du système nerveux entraîne nécessairement une grande vivacité dans tous les actes par lesquels ce système réagit contre les impressions. De là cette rapidité, cette vitesse dans tous les mouvements musculaires, ce besoin incessant d'agir et de se mouvoir, en un mot, cette mobilité nerveuse, qui touche de si près à l'état spasmodique et qui prédispose si malheureusement aux affections convulsives. Enfin, parmi les facultés intellectuelles, à quel âge la mémoire, la faculté du langage, sont-elles plus développées que dans l'enfance ? » (Barrier.)

Les changements importants qui s'accomplissent dans l'organisme, au moment où l'enfant abandonne le sein maternel, ceux que la nutrition et l'accroissement provoquent dans les premières années de la vie, ont besoin d'être connus. Leur étude permettra de diriger plus convenablement les soins de toute nature dont l'enfance demande à être entourée.

La respiration, nous l'avons dit, est le phénomène initial de la vie extérieure, et c'est.le
plus important. Les poumons, qui, jusqu'alors,
étaient restés inactifs, entrent brusquement en
jeu, les muscles inspirateurs dilatent la poitrine,
et l'air entre pour la première fois dans le poumon, qui, de rouge et d'imperméable, devient
rose et crépitant, en même temps qu'il augmente
de poids et de volume. Ce n'est que progressivement que la respiration devient complète, et
que la totalité du poumon est perméable à l'air.

La difficulté avec laquelle la respiration s'établit quelquefois, rend compte des accidents qui
surviennent souvent au moment de la naissance,
tels que l'apoplexie des nouveau-nés et la .syn-
cope. La différence de conditions physiques où
se trouve l'enfant, qui, jusqu'alors, contenu
dans un liquide, est placé tout à coup dans une
nouvelle atmosphère, explique de quels soins,
de quelles attentions il faut l'environner pour
soustraire à l'influence d'un air froid, le tissu
encore si impressionnable de la muqueuse pulmonaire.

Le défaut de calorification, et l'activité plus

grande chez l'enfant de la perspiration cutanée
et pulmonaire, nous rendent compte de la facilité avec laquelle il se refroidit dans le premier
âge, et oblige à le couvrir davantage, surtout
dans les premiers jours qui suivent la naissance.

Le développement de la respiration entraîne
des modifications dans la circulation du fœtus.
Désormais le courant sanguin se dirigera vers
le poumon : le canal artériel s'oblitère et se
transforme en un cordon fibreux ; le trou de
Botal et le canal veineux ne donnent plus passage au sang, et la circulation s'accomplit selon
le mode qu'elle conservera toute la vie. Ces
phénomènes physiologiques se produisent dans
les premiers jours qui suivent la naissance.

A peu près à la même époque, le cordon
ombilical, qui avait lié l'enfant à la mère, se
dessèche ; sa chute a lieu du cinquième au
sixième jour, en produisant un enfoncement
infundibuliforme, la cicatrice ombilicale.

Des changements importants s'accomplissent
dans l'appareil digestif. L'estomac se développe
et se rapproche de la direction horizontale.

L'intestin grêle et le gros intestin se prononcent davantage. Le foie, qui était très-volumineux, diminue, ainsi que les reins, et la vessie vient occuper le bassin.

L'évolution dentaire, dont le travail commence à se faire du sixième au huitième mois, indique une aptitude nouvelle de l'économie. Les organes digestifs de l'enfant pourront recevoir des aliments autres que le lait, et plus en rapport avec les besoins de l'organisme. En même temps que les dents sortent de leurs alvéoles, les glandes salivaires se développent et sécrétent des sucs, qui aideront à la digestion des aliments nouveaux. Nous dirons plus tard l'ordre d'apparition des dents; c'est du vingt-quatrième au trentième mois que le travail de la première dentition est terminé.

Nous avons vu que l'accroissement était plus rapide dans la première année que dans la seconde. D'après les tableaux de M. Quételet, la croissance la plus rapide a lieu après la naissance; l'enfant croît d'environ deux décimètres. Pendant la seconde année, l'accroissement n'est que la moitié de ce qu'il était la première, et

le tiers pendant la troisième. — Un enfant de
trois ans a atteint la moitié de la hauteur totale
d'un individu adulte ; il a donc acquis en sta-
ture, dans l'espace de trois ans (et neuf mois),
autant que dans les quinze ou dix-sept années
qui vont suivre.

A partir de quatre à cinq ans, l'accroissement
de la taille se régularise jusqu'à l'époque de la
puberté, et l'accroissement, chaque année, est
de cinquante-six millimètres environ.

M. Villermé a conclu de ses recherches que
la taille des hommes devient d'autant plus
haute, et leur croissance d'autant plus rapide,
que, toutes choses égales d'ailleurs, le pays est
plus riche, l'aisance plus générale ; que les lo-
gements, les vêtements, et surtout la nourriture, sont meilleurs, et que les peines, les fati-
gues, les privations éprouvées dans l'enfance et
la jeunesse, sont moins grandes. En d'autres
termes, la misère, c'est-à-dire les circonstances
qui l'accompagnent, produit les petites tailles
et retarde l'époque du développement complet
du corps. Aussi la taille de l'habitant des villes
est-elle en général plus élevée que celle du
paysan.

L'accroissement n'est pas réparti également sur les diverses parties du corps ; ainsi la tête, si développée au moment de la naissance, et qui forme presque le quart de la longueur totale du corps, n'a plus que le cinquième à trois ans, et le huitième lorsque la croissance est achevée. Les diamètres du crâne augmentent ; mais la face reste stationnaire jusqu'au moment de l'évolution dentaire.

Le thorax se développe promptement ; les efforts continuels de la respiration augmentent sa voussure et ses dimensions latérales. L'accroissement des membres est aussi rapide, mais le développement des membres inférieurs l'emporte sur celui des supérieurs.

Les membres inférieurs se fortifient avant les bras, dit M. Richard de Nancy. Ils sont aussi appelés à obéir aux ordres de la volonté, avant que l'enfant sache faire de ses mains un usage utile à ses propres besoins.

Les appareils, et les tissus organiques eux-mêmes, subissent des modifications très-prononcées. Ainsi l'appareil vasculaire à sang rouge est plus développé ; de là la coloration plus vive du système capillaire de la peau et des muqueuses. Le système cellulaire perd sa mollesse et se solidifie de plus en plus.

Le développement du système lymphatique est très considérable dans le premier âge, et continue à se faire jusqu'après la seconde dentition.

Le tissu musculaire, organe actif du mouvement, acquiert, par l'exercice, de la force et de la consistance ; il se colore davantage ; car il reçoit alors plus de sang artériel, et la nutrition s'y développe.

Le système osseux, encore rudimentaire avant la naissance, se solidifie, et la trame cartilagineuse fait place peu à peu à une ossification complète. Comme pour les muscles, l'action et le mouvement contribuent à l'accroissement, à la force et à la solidité des os.

Le système nerveux, déjà prépondérant par son volume, devient plus blanc et plus consistant.

Le développement des sens ne se fait que graduellement chez l'enfant ; il ouvre les yeux dès qu'il a respiré, mais il ne voit pas encore. Ce n'est qu'un peu plus tard qu'il pourra distin-

guer les objets ; la convexité de la cornée rend
compte de sa myopie jusqu'au quatrième mois.
Le sens du toucher, nul à la naissance, ne se
développe que tardivement.

Le goût est tardif aussi, et dans les premiers
temps l'enfant avale, sans les distinguer, tous
les breuvages qu'on lui présente.

Le peu de développement des cavités nasales
explique l'imperfection de l'odorat.

L'ouïe est peu sensible d'abord, et le bruit
n'agit sur l'enfant qu'en excitant la sensibilité.
A la naissance, la membrane du tympan est au
niveau de la peau, et le canal osseux auditif est
à peine prononcé : double condition pour rendre
la perception des sons imparfaite.

On le voit donc, dans l'enfance, tout tend vers
le même but : l'accroissement de l'individu.

L'enfance, ou l'espace de la vie qui s'étend
de la naissance à la puberté, peut se partager
en trois périodes :

1° La première période embrasse l'intervalle
compris entre la naissance et le commencement
de la première dentition (six à dix mois). C'est

l'époque du plus grand développement et d'une alimentation exclusive, le lait.

2° La seconde période s'arrête à sept ans. L'accroissement est encore très-rapide; il y a dans cette phase de la vie plus d'équilibre entre les organes et leurs fonctions.

Ces deux périodes réunies forment la première enfance (*infantia*).

3° La troisième période s'étend de sept à quatorze ans, et conduit à la puberté; c'est la seconde enfance (*pueritia*).

Cette classification d'Hippocrate, adoptée par Doublet, nous paraît la plus rationnelle; c'est celle que nous adopterons dans cet ouvrage.

LIVRE Ier.

DE L'ALIMENTATION.

Le lait est la nourriture exclusive de l'enfant pendant les premiers mois de son existence, et il continue à être la base de son alimentation jusqu'à la fin du premier âge. Chez la plupart des enfants, cet aliment est fourni par le sein maternel ou par celui d'une nourrice ; c'est l'*allaitement naturel ;* d'autres sont nourris avec le lait d'un animal domestique (vache, chèvre ou ânesse), au moyen de la timballe ou du biberon. Ce mode constitue *l'allaitement artificiel.*

Un peu plus tard, on associe souvent au lait certains aliments d'une digestion facile ; c'est alors l'*alimentation mixte,* que nous étudierons à part.

Nous consacrerons aussi un chapitre à l'importante question du *sevrage* et du régime de l'enfant après le *sevrage.*

CHAPITRE Ier.

ALLAITEMENT MATERNEL.

Il est naturel que la mère nourrisse son enfant, et, à moins de conditions exceptionnelles, elle ne doit pas se soustraire à ce devoir, auquel, a dit Tissot, la nature l'attache par un plaisir.

Comme le fait observer M. Déclat, une mère est toujours préférable, pour allaiter son propre enfant, à une nourrice étrangère, fût-elle une excellente nourrice. Une considération qu'il invoque et qui me parait déterminante en faveur de l'allaitement maternel, c'est que le lait de la mère, fût-il médiocre, continue l'œuvre de l'alimentation intra-utérine, et se trouve par conséquent mieux en rapport avec l'organisation de l'enfant qu'un lait étranger; il y a en effet, dit-il, entre la mère et l'enfant qu'elle a nourri de son sang jusqu'à la naissance, une affinité d'organisation qu'on ne saurait méconnaître.

Il n'est pas douteux que les soins affectueux

et dévoués de la mère ne soient indispensables à l'entretien de la santé de l'enfant ? Car le devoir d'une nourrice ne consiste pas seulement à donner le sein : son enfant exige mille autres soins sur lesquels une mère veillera avec plus de sollicitude qu'une femme étrangère ; et peut-il y avoir pour elle un devoir plus important et plus agréable ? J.-J. Rousseau parle de ce devoir en termes bien éloquents : « Que les mères daignent nourrir leurs enfants, les mœurs vont se réformer d'elles-mêmes, les sentiments de la nature se réveiller dans leur cœur ; l'état va se repeupler ; ce premier point, ce point seul va tout réunir : — l'attrait de la vie domestique est le meilleur contre-poison des mauvaises mœurs. Le tracas des enfants, qu'on croit importun, devient agréable ; il rend le père et la mère plus nécessaires, plus chers l'un à l'autre ; il resserre entre eux le lien conjugal. Quand la famille est vivante et animée, les soins domestiques font la plus chère occupation de la jeunesse et le plus doux amusement du mari. Ainsi, de ce seul abus corrigé résulterait bientôt une réforme générale ; bientôt la nature aurait repris tous ses droits. Qu'une fois les femmes redeviennent mères, bientôt les hommes redeviendront pères et maris. » Ces sages paroles du philosophe qui a écrit aussi cette pensée si belle et si profonde, « point de mère, point d'enfant, » contribuèrent alors puissamment à rendre les mères à leurs enfants. Aujourd'hui la plume éloquente d'un J.-J. Rousseau n'est plus nécessaire pour rappeler à la femme ce grand devoir maternel. Beaucoup d'entre elles essaient même de vaincre les obstacles qui s'opposent à l'allaitement, et apportent dans cette lutte de la tendresse maternelle contre la souffrance souvent inséparable de la lactation, toute l'énergie d'une ferme volonté.....

Quand une jeune femme se propose de nourrir, elle doit s'enquérir de son aptitude à accomplir cet acte important.

Quelles sont donc les conditions que présentera la mère, lorsqu'elle veut allaiter son enfant sans nuire à sa santé ? M. Donné, dans un ouvrage recommandable, s'exprime à cet égard de la manière suivante :

« Il est difficile de définir d'une manière pré-

cise quelles sont les conditions de santé que
doit présenter une mère qui se dispose à nourrir, et quelles sont celles qui excluent abso-
lument l'allaitement de sa part ; c'est moins une
apparence de force extérieure et une santé robuste et immuable que l'on doit exiger, qu'une
bonne constitution, c'est-à-dire une constitution irréprochable sous le rapport des affections
héréditaires qui peuvent compromettre l'enfant,
ou qui peuvent prendre, sous l'influence de l'allaitement, un développement et un degré d'activité capables de nuire à la mère. Si on ne
devait accorder la faculté de nourrir, qu'aux
mères douées d'une force et d'une santé aussi
robuste que celles qu'on recherche dans les
nourrices étrangères, il faudrait à peu près re-
noncer à voir les femmes du monde allaiter
jamais leurs enfants, car il est très-rare de
rencontrer ces conditions dans les femmes habitant les grandes villes, et surtout parmi celles de quelques classes de la société ; mais il y
a tant de compensation à leur infériorité sous
ce rapport, relativement aux nourrices étrangères, qu'il est bon de mettre une certaine mesure dans les exigences, et de ne pas pousser

la sévérité à l'excès. Rien n'est plus commun, en effet, que de voir à Paris (et aussi à Bordeaux) des femmes d'une force moyenne, dont la santé n'est pas toujours à l'abri d'une foule de ces petits inconvénients qui semblent inhérents à une certaine position sociale, posséder néanmoins les qualités essentielles comme nourrice, et allaiter avec le plus grand succès, sans éprouver aucune détérioration dans leur propre santé; il serait assurément fâcheux, et pour la mère et pour l'enfant, de contrarier le penchant que ces femmes éprouvent à nourrir, et de priver l'enfant de sa nourrice naturelle.

» Si donc il n'existe dans la famille de la mère, ni chez elle-même, aucune affection dartreuse, scrofuleuse; si on ne redoute aucune disposition à la phthisie pulmonaire; si le tempérament n'est point par trop lymphatique; s'il n'y a aucune tendance à quelque maladie chronique; que la mère soit douée d'une force moyenne et d'un embonpoint ordinaire; que l'appétit soit bon, et que les fonctions digestives s'exécutent bien; que les forces se réparent convenablement par la nourriture et par le sommeil; que le lait soit de bonne nature et en suffisante

quantité, non seulement l'allaitement maternel peut être permis, mais il doit être conseillé,
encouragé, et la meilleure nourrice sera dans
ce cas la mère elle-même. »

Dans certaines circonstances, on a vu des
femmes faibles être fortifiées par l'allaitement.
Morton en a cité plusieurs exemples. — Cependant, si le médecin a des doutes sérieux sur
l'aptitude de la mère à nourrir, on ne doit céder à aucune sollicitation. Ce ne serait pas
toujours sans danger pour la mère qu'on pro-
voquerait une sécrétion que sa santé ne per-
mettrait pas d'entretenir ; de là des engorgements
et des abcès aux seins ; le moindre inconvénient,
pour l'enfant, serait d'être obligé de recourir
de suite à une bonne nourrice, qu'il n'est pas
toujours possible de se procurer immédiatement.

Il importe, pour qu'une jeune femme nourrisse, qu'elle ait atteint au moins sa dix-huitième année. Avant cette limite, la femme n'a
pas toujours accompli sa croissance, et l'allaitement pourrait être préjudiciable à sa santé et
à celle de l'enfant, qui ne trouverait dans le

sein maternel qu'un lait trop séreux, et pas assez abondant.

Lorsque la femme présente les conditions de santé indiquées précédemment, et qu'il n'y a pas dans la famille de prédisposition maladive héréditaire, il convient de s'assurer si son lait sera assez abondant et assez nutritif....

On peut pressentir ces résultats, en étudiant avec soin la sécrétion qui s'établit dans la mamelle de la femme pendant sa grossesse et surtout pendant les deux derniers mois.

Cette sécrétion plus ou moins abondante, désignée sous le nom de *colostrum*, et qui n'est pas encore un lait élaboré, indique, si elle coule en grande quantité, et sans presser la glande mammaire, qu'après l'accouchement, la femme sera pourvue d'un lait abondant ; si ce liquide était clair, aqueux sans consistance, il serait à craindre que le lait ne fût pas assez riche en globules butyreux. L'examen microscopique permettra facilement de résoudre cette question.

Selon M. Donné, pour reconnaître les qualités futures du lait, d'après l'examen du *colos-*

trum, on peut diviser les femmes en trois ca-
tégories :

« Dans la première se trouvent celles dont
la sécrétion du *colostrum* est si peu abondante,
qu'on peut à peine, à la fin de la grossesse, en
obtenir quelques gouttes par la pression de la
glande mammaire. C'est que, dans cet état, si
l'on examine au microscope le *colostrum,* on
voit qu'il contient un petit nombre de globules de lait mal formés et seulement quelques
corps granuleux ; alors le lait sera à coup sûr
en petite quantité après l'accouchement, pauvre et insuffisant pour la nourriture de l'enfant.

» La seconde catégorie comprend les femmes
dont la glande mammaire sécrète un *colostrum*
abondant, mais fluide, aqueux, coulant facilement, semblable à une légère eau de gomme,
aussi pauvre que le précédent en globules de
lait et en corps granuleux ; dans ce cas, les
femmes pourront avoir une abondante quantité
de lait ; mais il sera toujours pauvre, aqueux et
peu substantiel.

» Enfin lorsque la sécrétion du *colostrum* est,
au terme de la grossesse, assez abondante ; que
ce fluide renferme une matière jaune plus ou

moins épaisse, tranchant par sa consistance et par sa couleur avec le reste du liquide, dans lequel elle forme des stries jaunâtres ; qu'il est riche en globules laiteux bien formés et réunis en une plus ou moins grande quantité de corps granuleux, on a la presque certitude que la femme aura du lait en suffisante quantité, que ce lait sera riche en principes nutritifs, et qu'il jouira, en un mot, de toutes les qualités matériellement essentielles. »

La forme du sein, et le développement du mamelon, seront aussi pris en considération ; si le bout du sein n'était pas formé au terme de la gestation, ce qui arrive quelquefois, par suite de la compression exercée sur le mamelon par le corset, il importerait d'y remédier. On emploie pour cet usage un petit appareil en verre, à tube recourbé, que l'on trouve partout. C'est dans le dernier mois de la grossesse que la femme doit se former le bout du sein, pour qu'au moment de l'accouchement l'enfant ne s'épuise pas en efforts pénibles et souvent impuissants.

A quel moment après l'accouchement l'enfant

peut-il prendre le sein pour la première fois ?
Désormeaux conseille de présenter l'enfant au
sein de la mère, dès qu'elle est reposée des fati-
gues de l'accouchement. C'est le plus souvent
dans les six premières heures qui suivent la
naissance que l'enfant demande le sein. Nous
pensons avec M. Richard de Nancy, que retarder l'instant de la première allactation serait
une faute ; les seins peuvent s'engorger, et dès
lors leur sensibilité devient excessive, le mamelon ne se prête qu'avec douleur à la bouche de
l'enfant, et le succès de l'allaitement est com-
promis. Il faut seulement que la mère soit assez
bien reposée pour se tenir assise, appuyée et
dans une situation facile pour présenter la mamelle.

L'enfant ne tire d'abord du sein maternel
qu'un liquide jaunâtre, que nous avons déjà
désigné sous le nom de *colostrum*. Ce liquide
est un purgatif léger, qui sollicite les contractions de l'intestin et fait évacuer le *méconium*.
Peu à peu le produit de la sécrétion mammaire
acquiert l'apparence et les qualités du lait, et
devient plus abondant.

Souvent il arrive que l'enfant ne veut pas prendre le sein, dans les premières heures de la vie, soit à cause de l'état de stupeur dans lequel il peut être plongé, soit à cause de sa faiblesse. Quelques légères excitations triompheront de ce trouble passager, et la sollicitude maternelle cessera de s'alarmer.

Si l'allaitement maternel est un bienfait pour l'enfant, il en est un aussi pour la mère, qui se trouve, par ce fait, bien moins exposée aux engorgements du sein, et aux suites souvent fâcheuses de la fièvre de lait. Néanmoins, comme le conseille M. Richard de Nancy, dans les premiers temps de l'allaitement, une mère doit s'entourer de précautions sans nombre.

C'est une erreur de croire, dit-il, que celles qui nourrissent soient rendues plus tôt aux habitudes ordinaires de la vie que les autres. La succion exercée sur le sein développe une telle irritation, que les pertes ordinaires aux suites de couches en sont souvent plus longues et quelquefois très abondantes. Dans cet état, il convient donc que les femmes gardent plus longtemps le lit, et que plus tard elles se tiennent

sur le lit de repos, les jambes étendues, jusqu'à ce qu'elles n'aient plus rien à craindre de
la réaction des mamelles sur l'utérus.

Dans les premiers jours, l'enfant est assez
difficile à rassasier, et prend le sein plus souvent ; mais un peu plus tard, il convient de mettre un intervalle de deux ou trois heures entre
chaque allactation. La mère doit s'étudier à obtenir de son enfant, pendant la nuit, un sommeil soutenu. Elle réparera elle-même ses forces
pendant ces quelques heures de repos ; et pour
l'enfant, ce sera une habitude qui ne pourra que
lui être salutaire. Si, au contraire, chaque fois
que l'enfant s'éveille et crie, la mère le retire de
son berceau pour lui offrir le sein, elle en sera
bientôt esclave, et son lait disparaîtra avec la
santé. Il faut donc avoir le courage de laisser
crier un enfant pendant quelques heures ; il
cessera bientôt ses cris en reconnaissant leur
inutilité.

Pour être bonne nourrice, la mère doit acquérir du calme et du sang-froid. Les émotions
vives peuvent avoir une influence très-grande

sur la sécrétion du lait et sur la santé de l'enfant. On cite des exemples d'accidents nombreux survenus chez les enfants, à la suite d'émotions morales vives, pendant qu'ils étaient au sein. Ainsi, Petit-Radel rapporte qu'un enfant fut promptement saisi de convulsions pour avoir tété sa nourrice, après que cette malheureuse femme avait été maltraitée et fouettée pour une faute très-légère. Boerhaave assure qu'un enfant fut tourmenté de mouvements convulsifs après avoir tété le lait d'une femme qui était ivre. Parmentier et Deyeux rapportent également que, chez une femme en proie à des attaques de nerfs, le lait devenait, en moins de deux heures, presque transparent, et de plus visqueux comme du blanc d'œuf, et ne reprenait ses qualités naturelles qu'après la cessation des accès.

Le régime d'une mère qui allaite sera doux et substantiel. Elle renoncera aux veilles prolongées, aux bals et aux spectacles, qui la tiendraient trop longtemps éloignée de son enfant, et qui ne tarderaient pas à altérer les qualités de son lait. Ces préceptes sont trop dans

son cœur pour qu'il soit nécessaire de les rappeler ici. La satisfaction du devoir accompli,
la santé de son enfant et ses premières caresses, seront la plus douce récompense de son
dévoûment de tous les instants ; et quelle est
la mère qui lui préférerait les plaisirs du monde ?

CHAPITRE II.

DES NOURRICES.

Lorsque, par des motifs sérieux, la mère est privée du bonheur d'allaiter elle-même son enfant, on doit faire choix d'une nourrice, ou recourir à l'allaitement artificiel.

Le choix d'une nourrice est d'une importance extrême et mérite une très-sérieuse attention.

On emploie deux sortes de nourrices : 1° la nourrice *interne,* ou celle qui vient allaiter dans nos maisons; c'est la nourrice dite sur lieu; 2° les nourrices que j'appellerai *externes,* qui emportent les enfants chez elles pour les nourrir.

Les nourrices internes nous viennent, en général, de Blaye et de ses environs, Bourg et La Roque; ce sont les meilleures. Les femmes de ce pays, qui est parfaitement salubre, sont saines et bien constituées; c'est pour elles, en quelque sorte, une profession. Beaucoup allaitent

trois ou quatre enfants, en ville, dans l'intervalle de huit ou dix ans.

Les nourrices externes sont prises un peu
partout et souvent dans un endroit très éloigné.
Nous nous occuperons successivement des unes
et des autres.

§ Ier. — NOURRICES INTERNES OU SUR LIEU.

Je conseillerai toujours aux familles, même
au prix de sacrifices considérables, d'avoir chez
elles leur nourrice ; tant d'inconvénients sont
attachés au départ de l'enfant, le choix des
nourrices externes est si difficile, qu'on ne doit
pas, si faire se peut, hésiter un seul instant.

La nourrice présentera certaines qualités physiques et morales, sans lesquelles l'allaitement
sera toujours incertain ; de plus, son lait sera
abondant et substantiel.

Dans l'examen physique d'une nourrice, on
doit considérer trois choses : « 1° les organes de
la lactation ; 2° le produit de leur sécrétion ;
3° l'état général ou la santé de la femme. »

1° *Organes de la lactation.* — Le pouvoir de

sécrétion des mamelles n'est pas indiqué toujours d'une manière exacte par leur développement, en raison du tissu graisseux qui augmente
le volume de la glande.

« Le volume moyen des mamelles est considéré comme le type le plus avantageux ; la forme
des mamelles n'a pas non plus l'influence qu'on
lui a attribuée. Il en est qui sont coniques
comme celles des chèvres et qui passent pour
fournir beaucoup de lait, mais cela n'est pas
constant ; il en est d'autres qui sont étalées sur
la poitrine, celles-là fournissent généralement
peu de lait ; les mamelles qu'il faut préférer sont
les mamelles hémisphériques. » (J. Béchard.)

Les bouts des seins seront bien développés et
saillants pour que l'enfant puisse les saisir avec
facilité. — Toute nourrice qui n'allaite que d'un
côté sera refusée, quoique la sécrétion du lait
soit aussi abondante chez elle ; mais les abcès
du sein et du mamelon sont déjà un précédent
fâcheux, et pour peu que le sein avec lequel
elle allaite présente des gerçures ou un léger
engorgement, l'allaitement serait suspendu.

Nous avons dit que le lait de la nourrice devait être abondant et substantiel; il faudra donc l'étudier avec soin sous ce double rapport.

Quelques mots sur le produit de la sécrétion mammaire me semblent indispensables.

2° *Le lait.* — Le lait est le type de l'aliment parfait. C'est un liquide blanc, opalin, d'une saveur douce et agréable, qui contient à l'état de dissolution du caséum, des matières salines et du sucre de lait.

La partie solide, constituée par les globules du lait, sont des vésicules de grosseur variable, qui contiennent le beurre. La proportion de ces différents principes varie selon l'espèce animale.

Un lait est d'autant plus riche et plus nourrissant qu'il contient un plus grand nombre de globules butyreux; et dans le lait pur et sans mélange, le microscope ne fait découvrir que ces globules nets, brillants, offrant des dimensions variables (leur volume est plus considérable dans le lait de femme que dans les autres espèces), et nageant au milieu d'un liquide diaphane. — L'absence ou une proportion peu considérable de globules butyreux, devrait faire refuser la nourrice dont le lait serait tout à fait insuffisant.

La densité du lait varie entre 1,020 et 1,025, et peut même dépasser cette limite supérieure.

Voici la composition moyenne du lait de femme, selon une analyse faite par M. Régnault :

Eau. 88,6
Caséum et sels insolubles. 3,9
Beurre. 2,6
Sucre de lait et sels solubles. . . . 4,9
____
100,0

Cette composition du lait chez la femme varie selon l'âge, le régime, le moment de la traite.

Cependant, d'après M. Boussingault, la nature des aliments consommés n'exerce pas une influence bien marquée sur la quantité et la composition chimique du lait, si les animaux reçoivent les équivalents nutritifs de ces divers aliments.

L'abondance du lait n'est pas toujours en rapport avec sa qualité, et se trouve privé des parties nutritives nécessaires à l'alimentation, par l'absence des globules butyreux.

Chez certaines nourrices, le lait est sécrété au fur et à mesure par la succion de l'enfant qui prendrait ainsi un lait plus nourrissant, s'il est vrai, comme le pense M. Péligot, que le lait devient plus aqueux et moins riche par son séjour prolongé dans les mamelles.

MM. Deyeux et Parmentier ont constaté aussi que, dans une même traite, le lait qui s'écoule d'abord est moins riche en crème que le dernier, et que le lait s'appauvrit en séjournant dans le sein.

Cependant, en général, quand le lait coule en abondance, la nourrice doit être préférée, surtout si en donnant un sein le lait s'écoule par l'autre, preuve incontestable de sa quantité.

3° *Santé de la nourrice.* — L'état général ou la santé de la femme n'est pas toujours l'objet d'un examen assez sérieux et assez attentif. — Quand une nourrice se présente, si elle est belle femme, si elle a toutes les apparences de la santé, si son lait paraît abondant et si l'enfant qu'elle montre comme le sien est bien portant, elle sera presque toujours acceptée, sans autres renseignements, par la famille, qui se contentera souvent de la faire examiner au moment où elle reviendra pour allaiter l'enfant nouveauné. Nous ne saurions trop insister sur les qualités physiques et morales que doit présenter une bonne nourrice, et sur la nécessité impérieuse d'un examen absolu et complet.

L'âge d'une nourrice sera compris entre vingt et trente-cinq ans. Plus tôt, le lait ne serait pas toujours assez nourrissant ; plus tard , son lait aurait peut-être perdu de ses qualités essentielles, et il serait à craindre que son caractère n'eût plus la gaîté nécessaire à l'éducation d'un jeune enfant.

Si la mère jouit d'une bonne santé , on s'efforce de trouver une nourrice présentant certains rapports de constitution avec elle ; dans le cas, au contraire, où la mère serait lymphatique et où il y aurait dans la famille une prédisposition héréditaire ; s'il est vrai, comme le prétend Rousseau, que ce soit de la constitution de la mère que dépende celle des enfants, le choix du médecin se porte de préférence sur une nourrice d'un tempérament sanguin et nerveux, et d'une forte constitution, pour combattre cette influence innée chez l'enfant. Pourquoi ne réussirait-on pas à corriger, chez l'homme, par l'alimentation et l'éducation, certaines dispositions naturelles fâcheuses?

L'âge du lait de la nourrice doit se rapprocher le plus possible de celui de la mère. On conseille, en général, de ne pas prendre un lait qui aurait moins de deux mois. Je crois, cependant, que si la nourrice est bien rétablie de ses suites de couches, si son lait est abondant et sain, il conviendra davantage qu'un lait plus ancien. La Providence, en préparant dans le sein maternel, en vue de l'enfant qui va naître, un aliment approprié à ses forces digestives, a voulu nous apprendre à nous conformer, autant que possible, à ses indications. Qu'arrive-t-il, en effet, lorsque le lait de la nourrice est plus âgé, et surtout quand il est abondamment pourvu de globules butyreux? L'enfant est souvent fatigué par ce lait, trop riche pour ses organes;

de là, des vomissements et une constipation opiniâtre. On est obligé, alors, de recourir à des laxatifs pour débarrasser les premières voies ; et commencer ainsi la vie avec des remèdes, comme le dit Underwood, c'est vouloir que l'on finisse avec eux. — Plus le lait se rapprochera des qualités du lait maternel, c'est-à-dire, liquide, clair, séreux au début de l'allaitement, et de plus en plus riche et nutritif à mesure que l'enfant prend des forces, plus il me paraîtra convenable ; cette condition est souvent très difficile à réaliser, une nourrice ne voulant pas abandonner un enfant de un à deux mois.

En général, les nourrices se présentent avec un lait de six à dix mois ; après ce temps, le lait serait trop ancien, et la menstruation se produirait inévitablement pendant l'allaitement. Si, souvent, les enfants ne sont pas fatigués par son apparition, beaucoup aussi sont très éprouvés dans ce moment ; quelques-uns ont une diarrhée continuelle ; chez d'autres, ce sont des vomissements incessants. J'ai observé, maintes fois, ces deux ordres d'accidents. Beaucoup de médecins conseillent de passer outre. Je ne suis

pas de cet avis, et j'engage vivement à se pré-
cautionner contre cet inconvénient, toujours
préjudiciable à la santé de l'enfant.

Voici à cet égard ce que l'observation m'a
permis de constater. Sur douze cents nourrices
à peu près que j'ai examinées avec soin depuis
trois ans, pour le service de l'hôpital des enfants, j'ai observé que chez les primipares la
menstruation se rétablit toujours du dixième
au douzième mois. Après le second, et surtout
après le troisième accouchement, ce n'est guère
que du quinzième au dix-huitième mois que
les règles apparaissent, quelquefois plus tard.
Si donc une primipare se présente avec un lait
de cinq ou six mois, il est incontestable qu'elle
sera menstruée pendant l'allaitement de son
second nourrisson ; tandis qu'une femme qui en
est à son second enfant, et dont le lait ne sera
pas plus âgé, pourra nourrir sans inconvénient
pendant toute une année. Entre ces deux nourrices le choix ne saurait être douteux.

J'ai remarqué aussi, contrairement à certaines opinions, que chez les nourrices brunes,
bien constituées, l'apparition des règles était

plus tardive et le lait plus riche en éléments
solides. Chez les femmes de la campagne, très
blondes, le lait est souvent très clair, très
abondant, moins riche, et la menstruation se
rétablit plus tôt.

En général donc, on préférera les nourrices
qui ont eu plusieurs enfants, à celles qui sont
primipares. On aura pour garantie l'expérience
de leur premier allaitement ; elles seront aussi
plus entendues dans tous les soins qu'exige un
jeune enfant.

Les qualités morales de la femme ne doivent
pas non plus être négligées : la nourrice aura
un caractère doux et aimant ; elle ne sera ni
trop indolente, ni trop vive ; la violence dans le
caractère pourrait avoir de graves inconvénients
pour la santé de l'enfant.

Nous avons dit qu'il importait que l'examen
d'une nourrice fût long et minutieux. Quand
elle se présente, souvent elle n'a pas donné le
sein depuis la veille ; alors le lait est abondant,
l'enfant se rassasie sans que la mamelle se vide

complètement. Il ne faut donc pas se contenter de ce premier examen. Il serait bien préférable de garder la nourrice avec son enfant, jusqu'au lendemain, pour s'assurer si le lait ne lui fera pas défaut, ou s'il se produira en aussi grande quantité. Quelquefois aussi, la nourrice arrive, fatiguée d'un long voyage, préoccupée de savoir si elle sera acceptée, et le sein épuisé par la succion continuelle d'un enfant que ce déplacement a dérangé. Dans ce cas encore, il faut attendre au lendemain avant de se prononcer.

Quand donc la nourrice aura une bonne santé, qu'elle aura un caractère doux et facile, que son lait sera abondant et de bonne qualité, pas trop âgé, si son enfant est beau, si les renseignements pris aux sources les plus authentiques donnent, sur la santé de son mari et de ses ascendants directs, des garanties certaines, la jeune mère lui confiera l'allaitement de son enfant, mais toujours sous sa surveillance ; l'enfant se développera sous ses yeux, et s'habituera à recevoir les caresses de sa mère, en même temps que celles de sa nourrice.

Si une nourrice ne réunit pas toutes ces conditions, surtout si elle est primipare, ne l'acceptez pas, car, fait observer M. Richard, de Nancy, on peut être sûr que les défauts d'une nourrice, loin de se corriger, vont toujours en augmentant ; et si elle manque de lait surtout, il ne faut pas l'accepter dans l'espoir incertain qu'un meilleur régime, une nourriture plus substantielle pourront en réveiller la sécrétion languissante. Un enfant nouveau-né, quoi qu'on en dise, ne rajeunit pas le lait d'une nourrice, et il provoque souvent le retour de la menstruation chez celles dont le lait est ancien.

Je ferai remarquer à l'occasion du régime, qu'on s'empresse beaucoup trop tôt de modifier celui des nourrices. Ces femmes, à la campagne, sont habituées à une nourriture frugale. La transition avec un régime plus succulent est souvent trop brusque, et le lait, au lieu d'augmenter, comme on s'y attendait, a au contraire une tendance à diminuer.

Rendez la nourrice à ses habitudes premières, et vous verrez peu à peu la sécrétion du lait se

rétablir avec abondance. — Je connais bien
peu d'aliments qu'on doive refuser aux nourrices; les farineux et la salade même n'ont pas
tous les inconvénients qu'on leur attribue.

On n'oubliera pas non plus que ces femmes
sont habituées à vivre dans les champs; il leur
faut le grand air, et surtout ne pas les retenir
dans les appartements, ce qui arrive dans les
premiers jours qui suivent l'accouchement,
temps pendant lequel on garde l'enfant à la
maison. Dans ce cas, on fait sortir la nourrice
avec une personne sûre; elle a besoin de mouvement et de distractions. — Une femme qui
nourrit notre enfant n'est plus pour nous une
étrangère; on doit s'efforcer, par des soins et
des attentions, de lui faire oublier le chagrin
que l'éloignement de son enfant et de sa famille a dû lui causer; car si elle a les qualités
du cœur qui conviennent à une bonne nourrice, elle peut être assez vivement affectée par
cette séparation, pour que la sécrétion de son
lait en soit altérée. Il importe donc de l'encourager et de la consoler.

§ 2. — NOURRICES EXTERNES.

Les nourrices externes sont celles qui emportent chez elles, pour les allaiter, les enfants qui leur sont confiés. Elles gardent en général ces enfants de quinze mois à deux ans. Quelles que soient les qualités physiques et morales de ces nourrices, il est à craindre que l'enfant ne soit pas entouré d'autant de soins que celui nourri dans la famille, sous la surveillance de la mère ; les soins du ménage, les occupations agrestes, enlèveront une partie du temps que la nourrice consacre en ville à son enfant.

Cette femme, continuellement placée entre le nourrisson qui lui est confié et son propre enfant, écoutera presque toujours la voix de son cœur, et cela au détriment de l'enfant qui n'est pas le sien. L'affection d'une nourrice, dit M. Déclat, peut grandir et devenir véritable pour le nourrisson étranger qu'elle allaite, mais il faut qu'elle n'ait pas en regard son propre fils, qui l'emportera toujours dans son amour.

Pour éviter cet inconvénient, il faudrait que

la nourrice eût cessé d'allaiter son enfant avant
d'en prendre un étranger ; mais alors son lait
sera âgé de dix mois à un an, et il est douteux
qu'elle puisse continuer l'allaitement pendant
tout le temps qui serait nécessaire.

C'est là cependant la condition la plus ordinaire, le lait de la nourrice n'étant pas assez
abondant pour nourrir les deux enfants ; elle
prend l'habitude, dès les premiers mois, de
gorger d'aliments ces pauvres créatures, dont
l'estomac se révolte contre une nourriture
à laquelle il n'est pas encore préparé ; de là
des coliques, des diarrhées, et un état maladif.

J'ai acquis la certitude que sur 400 enfants
environ, que l'administration de l'hôpital des
enfants envoie annuellement à la campagne
pour y être allaités, les neuf dixièmes sont
nourris de soupe et de bouillie dès les premiers
temps de leur séjour à la campagne, les nourrices trouvant leur lait insuffisant ; elles en agissent ainsi pour leurs propres enfants, et à plus
forte raison pour les étrangers.

Aussi ne suis-je pas surpris que M. Benoiston de Châteauneuf ait établi que la seule mise en nourrice augmente la mortalité des deux cinquièmes.

J'ai été moi-même appelé bien des fois à constater les tristes résultats de ce mode de nourrissage ; soit incurie de la part de la nourrice, soit absence de soins médicaux, l'enfant étranger malade est privé des secours nécessaires. Ce n'est que lorsque son état est désespéré que la nourrice mercenaire se décide à le ramener à sa famille, qui, le plus souvent, a la douleur de le voir mourir sous ses yeux, en regrettant alors cette fatale séparation.

Il ne faut pas alléguer en faveur du nourrissage à la campagne, l'air pur des champs. Ce ne sera jamais une compensation au séjour des villes et à la surveillance maternelle. On ne doit pas oublier, non plus, que la plupart de nos paysans sont mal logés : une chambre à coucher unique reçoit le père, la mère et tous les enfants ; elle est presque toujours au rez-de-chaussée, mal aérée et humide.

Dans le cas où, par des circonstances qu'il

n'est pas toujours facile d'apprécier, on choisit une nourrice à la campagne, on la prend dans un rayon peu éloigné de la ville, de manière à pouvoir arriver chez elle à l'improviste. Il importera de s'assurer que l'enfant de la nourrice ne soit pas allaité conjointement avec le vôtre, et de recommander pour ces petits enfants les soins de propreté auxquels les campagnards sont toujours tentés de se soustraire.

La chambre de la nourrice, placée au premier étage, sera grande et bien aérée, et le berceau élevé au-dessus du sol.

Le délaissement des enfants pendant de longues heures est encore un des inconvénients de l'éloignement et du défaut de surveillance. Au supplice du clou, auquel on condamnait autrefois les enfants au maillot, a succédé le séjour forcé dans le berceau, ou dans un petit fauteuil, sous la garde d'enfants un peu plus âgés, mais incapables de leur venir en aide... Ils souffrent de la faim et de la soif, croupissent dans la malpropreté, et reviennent étiolés par la misère et les membres ankylosés ou déformés par cet abus d'une position forcée.....

M. Béclard fait observer qu'il faut s'inquiéter du pays où le nouveau-né doit être transporté. Il y a en France des contrées marécageuses fatales à ceux qui les habitent, et plus encore aux premiers âges de la vie qu'à tous les autres ; ainsi que l'a très bien démontré M. Villermé, on doit préférer le pays où le climat est le plus sain et l'aisance générale la plus grande.

D'après un tableau fourni par la direction des nourrices de Paris, sur la mortalité des enfants en 1851, il semblerait que la mortalité a été en raison directe de l'insalubrité des localités et de la misère des habitants.

Certaines localités de la Gironde et de la Dordogne sont particulièrement insalubres par le voisinage des marais. En Dordogne, le sol est en général pauvre et les habitants mal nourris.

§ 3. — RAPPORTS DE L'ENFANT A LA NOURRICE.

Il importe, dès le début de l'allaitement, que les rapports de l'enfant et de la nourrice soient parfaitement établis. Nous avons vu que l'enfant naissant est difficile à rassasier, et qu'il tette souvent pendant la première semaine ; le lait maternel, qui ne présente à l'enfant qu'un aliment encore peu élaboré, n'offre pas les inconvénients que produit le lait plus âgé d'une nourrice, donné en trop grande abondance. Si on laisse à la nourrice la direction absolue de l'allaitement, elle donnera sans cesse à téter à son enfant, soit qu'il s'éveille, soit qu'il s'endorme, et s'il crie, elle espérera toujours le calmer, en le mettant au sein. Elle sera sûrement animée d'excellentes intentions, mais le résultat de cette conduite imprudente sera, presque toujours, de provoquer des régurgitations, des diarrhées et des indigestions continuelles. L'enfant crie le plus souvent, parce qu'il souffre, qu'il a des coliques provoquées par l'excès d'aliments ; et pour le calmer on augmente cette indisposition. Il est vrai qu'en prenant le sein, ses cris cessent momentanément, mais pour recommencer, avec plus de force, l'instant d'après. Que dirait-on d'une personne adulte qui, pour se guérir d'une indigestion, recommencerait à manger ? Le cas est le même.

Un autre inconvénient de cette manière de faire, c'est que cette traite continuelle ne permet pas au lait de subir une élaboration complète.

La nourrice donnera le sein à l'enfant toutes les deux ou trois heures pendant le jour, et deux ou trois fois dans la nuit. Si cette habitude est prise dès le commencement du nourrissage, l'enfant s'en portera à merveille. On évitera ainsi les selles trop fréquentes, diarrhéiques, verdâtres, qui dénotent toujours que l'enfant tette trop.

La chambre de la nourrice doit être grande et bien exposée; elle l'occupera seule avec son enfant. — Le berceau ne sera pas enveloppé de rideaux trop épais, qui intercepteraient l'air et la lumière, et il sera placé de telle sorte que l'enfant soit directement en face de la lumière, ou mieux encore dans la direction opposée. — Cette chambre de la nourrice sera ouverte chaque jour et tenue avec une propreté extrême.

Il faut s'assurer que la nourrice ne couche pas l'enfant auprès d'elle pendant son sommeil, ce qui arrive souvent : l'enfant s'éveille, crie; la nourrice le lève pour lui donner le sein, et s'endort en le tenant dans ses bras. On a vu des enfants être asphyxiés par leur nourrice pendant qu'elles dormaient; si cet accident est rare, cette habitude n'en est pas moins fâcheuse et contraire à la santé de l'enfant. — En accoutumant l'enfant à ne téter que deux ou trois fois pendant la nuit, et à dormir dans son berceau, la nourrice reposera mieux, réparera ses forces, et se conservera ainsi en bonne santé.

Quand, malgré les précautions prises et les garanties dont on a cru s'entourer, l'enfant souffre et dépérit au sein de sa nourrice, s'il est tourmenté par des coliques et de l'insomnie, ou si son sommeil est exagéré, le lait de la nourrice sera l'objet d'un nouvel examen, et, dans le cas où il ne lui serait pas favorable, on ne doit pas hésiter un seul instant à en choisir une autre. — Il n'y a jamais d'inconvénients à remplacer un mauvais lait par un meilleur. — L'amélioration prompte qui s'opérera dans la santé de l'enfant justifiera cette mesure.

La grossesse survenue pendant le cours de l'allaitement, serait une indication formelle de le faire cesser, car le lait perd, par ce fait, ses qualités nutritives les plus essentielles.

CHAPITRE III.

ALIMENTATION MIXTE.

A quel âge commencera-t-on pour l'enfant l'alimentation mixte?

Nous l'avons déjà dit, le lait doit-être la nourriture exclusive de l'enfant pendant les premiers mois qui suivent sa naissance; il suffit à ses besoins, et toute autre alimentation lui serait préjudiciable.

Si l'assimilation des parties nutritives se fait mieux pour le lait maternel que pour le lait plus âgé et plus riche de la nourrice, que n'avons-nous pas à dire contre l'alimentation mixte employée trop tôt? Les enfants qui mangent de trop bonne heure, sont tourmentés par des diarrhées colliquatives, qui finiront tôt ou tard par le faire périr, si l'attention n'est pas dirigée sur ce point.

Nous devrions, à cet égard, consulter la nature et les indications qu'elle nous donne. Tant

que l'enfant n'a pas de dents, il se trouve bien
du lait de sa nourrice ; mais lorsque l'évolution
dentaire se sera produite, comme leurs fonctions dans l'économie consistent à couper ou
à mâcher les aliments, il semble naturel de
croire que de nouvelles conditions se sont opé-
rées, et que l'estomac est préparé à recevoir
une nourriture plus substantielle et plus en rapport avec ses besoins nouveaux. — C'est alors,
et seulement alors, que l'alimentation mixte
doit commencer.

Les expériences de MM. Delabarre, Donné,
Guérin et Jolly, sur de jeunes chiens, prouvent
évidemment que rien ne vaut le lait maternel, qu'il est pour les mammifères l'aliment par
excellence, et que sa puissance nutritive est
de beaucoup supérieure à celle d'un lait étranger quelconque, et à plus forte raison à celle
de l'aliment artificiel le plus habilement composé.

Chez ceux de ces animaux nourris avec de
la viande et du pain, on a observé les altérations produites par une alimentation insuffisante
et surtout le rachitisme.

C'est en général du sixième au huitième mois que le travail de la dentition commence ; il faut attendre que les premières incisives aient paru pour modifier l'alimentation de l'enfant. — Toute transition trop subite doit-être évitée dans la nourriture. Aussi, les premiers aliments des enfants seront simples, et se rapprocheront, autant que possible, des propriétés du lait. — Les aliments qu'on associe d'abord au lait de la nourrice consistent en soupes claires, faites avec la mie de pain séchée et pulvérisée, ou de la biscotte, légèrement sucrée et préparée à l'eau ou au lait.

L'usage des bouillies avec la farine de froment est généralement proscrit ; elles produisent souvent des vomissements, des aigreurs. Levret prétend que l'usage de la bouillie a fait périr plus d'enfants en bas âge que toutes les maladies ensemble qui peuvent les atteindre.

Je préfère pour ma part, sans croire à tous ces maux occasiónnés par les bouillies, l'usage des panades très-claires au sucre, la biscotte, le tapioca, l'arrow-root, la crème de riz, selon les indications.

Un excellent aliment pour les enfants, au

dire de Boerrhaave, serait de faire bouillir du pain dans de l'eau ; ensuite d'en ôter cette eau et de verser sur le pain une quantité convenable de lait frais, tiède si l'on veut, mais qui n'aurait pas bouilli. — Employé de cette manière, le lait est plus nourrissant et moins sujet à produire la constipation.

Pour boisson, on donnera à l'enfant de l'eau sucrée. — Le vin ne sera employé qu'après le sevrage.

On règle , d'après le travail de la dentition, la quantité et l'espèce de nourriture qu'il convient de faire prendre à l'enfant. — D'abord, une seule fois par jour, quelques cuillerées de potage pour habituer graduellement l'estomac à ce régime. — Un peu plus tard, l'enfant prendra deux soupes. — Ce n'est qu'avec beaucoup de ménagements que l'on rendra ces aliments plus substantiels. — En général, le bouillon et les aliments gras ne seront donnés qu'après le sevrage, leur digestion nécessitant le concours de fluides qui, avant la dentition, ne sont chez l'enfant qu'à l'état imparfait.

L'allaitement sera ainsi diminué d'une manière lente et progressive jusqu'au moment où il faudra songer au sevrage. — Quelques personnes conseillent de l'opérer brusquement; nous conseillons, au contraire, d'y préparer peu à peu l'enfant, et de ne pas le pratiquer trop tôt.

Car il est manifeste que les enfants nourris exclusivement avec le lait d'une bonne nourrice sont les plus beaux et les plus intelligents, et que, d'un autre côté, le rachitisme est souvent occasionné par un sevrage prématuré.

Les enfants ont une tendance en grandissant à tout porter à la bouche. — On leur donne alors, pour activer la sécrétion de la salive et favoriser le travail de la dentition en y préparant les gencives, des hochets métalliques. Un morceau de racine de guimauve, une croûte de pain qui se ramollit et se dissout dans la salive, sont bien préférables.

CHAPITRE IV.

ALLAITEMENT ARTIFICIEL ET ALLAITEMENT MIXTE.

Dans l'allaitement artificiel, le lait est fourni à l'enfant par un animal domestique, vache, chèvre ou ânesse. Dans nos pays méridionaux, c'est en général avec le lait de vache qu'on supplée à l'allaitement naturel.

Ce mode d'alimentation, malgré les périls qu'il fait courir à l'enfant nouveau-né, et les difficultés de son emploi, est très en usage parmi nous. On s'autorise de quelques succès pour généraliser cette méthode, et on ne veut pas compter les revers, malheureusement trop nombreux et souvent irrémédiables.

L'allaitement artificiel est aussi funeste dans les hôpitaux qu'en ville. Chez ceux des enfants, admis à l'hôpital, que certaines appréhensions nous obligent à nourrir de cette manière, nous constatons un chiffre de mortalité bien plus élevé que chez ceux qui sont nourris au sein ; et cependant ces enfants sont allaités ainsi , sous notre direction , et sous la surveillance si attentive et si dévouée de la sœur de la crèche. Que doit-il donc être pour les pauvres enfants élevés de cette manière , loin des yeux maternels , par les soins mercenaires de femmes qui souvent n'ont jamais été mères ?

Les chiffres suivants feront mieux apprécier que tout ce que nous pourrions dire , les inconvénients de l'allaitement artificiel.

M. le docteur Merriman a constaté que dans la population entière de l'Angleterre , parmi les riches , les pauvres et les bourgeois , il ne survivait après 18 ou 20 mois que 2 sur 10 des enfants élevés à la main.

Le résumé des recherches de M. Villermé , sur le système de non lactation , est de 7,154 décès avant la huitième année , sur 7,776 enfants.

Beaucoup de mères qui ne peuvent pas , ou ne veulent pas nourrir , allèguent , en faveur de ce moyen, les ennuis d'avoir chez elles une nourrice. Beaucoup redoutent de voir la tendresse de leur enfant leur échapper en faveur de la femme qui les allaite. Ces craintes sont vaines, si l'enfant n'est pas abandonné d'une manière absolue aux soins de la nourrice? Votre enfant n'oubliera ni vos soins, ni vos caresses, et bientôt il vous en témoignera sa reconnaissance par son premier sourire.

Le lait varie en force et en éléments nutritifs dans les différentes espèces animales. Le lait de femme est moins riche que le lait d'ânesse, et celui-ci, que le lait de vache. Le lait de vache contient beaucoup plus de matières caséeuses et butyreuses que le lait de femme.

Le lait employé dans l'allaitement artificiel n'aura donc pas la composition du lait maternel, ou de celui de la nourrice ; et quelques modifications qu'on lui fasse subir, il me paraît difficile d'établir un rapport exact entre la substance alimentaire et la force digestive de l'enfant.

Le lait sera pur et récent ; on doit avoir toujours celui d'une même vache, ayant mis bas nouvellement. Le lait d'ânesse, quoique se rapprochant davantage du lait de femme, est peu employé dans l'allaitement artificiel. Dans les premiers jours, on le coupe avec de l'eau de gruau ou d'orge, avec de l'eau panée ou de l'eau de riz, légèrement sucrée. Le liquide est donné tiède à l'enfant (le lait ne doit pas avoir bouilli). Ce mélange sera d'abord formé d'un tiers de lait, pour deux tiers d'eau d'orge, de gruau, etc. Après les premiers mois, on le donnera pur.

La boisson de l'enfant ne sera préparée qu'au moment où on la lui présentera. La fermentation s'établirait bientôt dans le mélange d'eau d'orge sucrée et de lait tiède.

Les repas des enfants seront réglés dans l'allaitement artificiel, comme dans l'allaitement par la mère ou la nourrice.

Dans les quinze premiers jours, on donnera, toutes les deux heures, de trente à soixante grammes de liquide; on augmentera progressivement jusqu'au troisième mois, époque à laquelle l'alimentation doit être moins fréquente, mais en même temps plus abondante.

On emploie, pour ce genre d'allaitement, le biberon, le petit pot, la timballe ou la cuiller.

Le biberon Charrière, dont le bout est formé d'ivoire préparé et flexible, est préférable.

On doit rejeter les biberons faits avec des tétines de vache, qui se corrompent très facilement. Le vase qui contient le mélange, sera tenu avec une excessive propreté, et l'embout lavé souvent.

Le mode de la timballe ou de la cuiller est moins convenable, parce que les glandes salivaires étant moins excitées, l'insalivation devient bientôt insuffisante, et les enfants prennent une trop grande quantité de lait à la fois.

L'allaitement artificiel, dit M. Béclard, est moins pernicieux lorsqu'il n'est mis en usage que pour parer à un sevrage anticipé, nécessité par considération de santé ou de position.

L'allaitement artificiel, en tant que pratique temporaire et accessoire, peut présenter parfois cependant quelques avantages ; aussi M. Donné conseille aux mères d'une santé délicate, qui ont entrepris l'allaitement, et que l'obligation de se réveiller plusieurs fois la nuit pour présenter le sein au nourrisson fatigue et affaiblit, d'avoir recours à l'allaitement artificiel pour la nuit. La mère, dit-il, pourra donner à téter une dernière fois avant de s'endormir, sur le minuit, par exemple, et recommencer le lendemain de bonne heure, sur les six ou sept heures. Lorsque la santé de l'enfant est bonne, et qu'il dort convenablement, il ne sera pas nécessaire de lui donner, même dans les premiers temps, plus de deux ou trois fois le biberon pendant la nuit. L'enfant trouvera dans la bonne santé de sa mère une compensation suffisante à ce que présente de défectueux ce mode d'alimentation.

Beaucoup de nos jeunes femmes qui paraissent un peu délicates, et dont la santé ne résisterait peut-être pas à ces veilles prolongées, devraient essayer de cet *allaitement mixte*.

On pourrait encore employer l'allaitement artificiel, pendant la période menstruelle d'une nourrice, dont les règles auraient reparu, s'il est prouvé que la santé de l'enfant a souffert de l'apparition des menstrues.

CHAPITRE V.

DE L'ALLAITEMENT PAR LA CHÈVRE.

Plusieurs médecins préfèrent au lait plus ou moins naturel du biberon, le lait vivant et pur de la chèvre.

En raison de sa composition et de la forte proportion de principes caséeux qu'il contient, il est souvent d'une digestion difficile pour l'estomac des enfants nouveau-nés. Mais les jeunes enfants ne sont généralement pas longtemps à s'habituer à cette nourriture, et le lait de chèvre constitue pour eux un aliment très convenable et dont on n'a pas à redouter la falsification.

« C'est merveille de voir, ajoute M. Déclat, avec quelle intelligence et quelle bonté ces animaux offrent leurs mamelles aux enfants, leurs nobles nourrissons! Au premier cri de l'enfant, on voit la pauvre bête, inquiète et toujours aux aguets, accourir, et si le nourrisson est par terre, dans un berceau, avancer avec précaution sa mamelle longue et bien remplie du précieux breuvage , jusqu'auprès de l'enfant, qui la saisit de ses petites mains , et la porte brusquement à la bouche.»

Cet allaitement, très anciennement pratiqué, est encore en usage dans certaines contrées de l'Allemagne et de la Suisse. Sinadalbi prétend que dans les Apennins les chèvres sont ainsi dressées à nourrir les enfants. Je ne crois pas que ce mode soit guères employé en France ; on pourrait cependant y avoir recours, comme le conseille M. Béclard , dans quelques cas rares , lorsqu'on veut communiquer au lait , à l'aide d'agents médicamenteux, administrés à l'animal, des propriétés spéciales appropriées aux besoins du petit malade. Il serait bon de choisir, en pareil cas , une chèvre qui aurait mis bas récemment.

CHAPITRE VI.

DU SEVRAGE ET DU RÉGIME DES ENFANTS APRÈS LE SEVRAGE.

« On donne le nom de *sevrage* aux changements introduits dans l'alimentation des enfants, lorsqu'on veut les priver du sein de leur nourrice, afin de leur créer une existence indépendante, en les habituant aux aliments dont ils doivent faire usage dans le cours de la vie. » (Bouchut.)

A quelle époque doit-on sevrer les enfants? En général, l'allaitement devrait durer jusqu'au quinzième ou au dix-huitième mois. A ce moment, en effet, le premier travail de la dentition est passé ; les incisives ont paru, et ce n'est qu'alors que s'opère dans la constitution des enfants, le changement nécessaire à l'assimilation de substances plus nutritives.

Quand l'allaitement est pratiqué par la mère,

il est plus facile de le continuer jusqu'au moment
où l'enfant pourra, sans inconvénient, abandonner le lait pour une alimentation plus en rapport
avec son âge ; mais quand l'enfant est allaité par
la nourrice, on est presque toujours obligé de
préparer trop tôt l'enfant à cette transition. Nos
nourrices se *louent*, comme elles le disent, à
l'année ; il s'ensuit que, dès le onzième mois,
il faut songer à commencer le sevrage, qui est
souvent alors prématuré. Aussi, lorsque la nourrice est acceptée, on devrait lui imposer la condition de continuer l'allaitement jusqu'au quinzième ou dix-huitième mois, si la santé de l'enfant réclamait ce nourrissage prolongé.

M. Bouchut conseille d'attendre, pour l'époque
du sevrage, l'un de ces moments de repos qui
existent dans la sortie des dents, et il ne supprime l'allaitement qu'après la sortie des canines.
—Il doit être pratiqué de préférence au printemps ou dans les premiers jours de l'automne.

—La transition entre l'allaitement et le régime
que doit suivre l'enfant, sera ménagée avec beaucoup de soin. Si l'enfant prenait trop de nourriture, il y aurait des désordres du côté des voies

digestives. Il faut donc continuer, en l'augmentant un peu, l'alimentation des derniers mois,
et cesser de l'allaiter d'abord pendant la nuit.
On l'habituera peu à peu aux soupes maigres et
grasses. La nourriture de l'enfant se composera
d'aliments facilement assimilables, et présentés
sous la forme molle ou liquide, le travail de la
dentition n'étant pas assez avancé pour la tritu-
ration et la mastication des aliments solides.

Lorsque l'estomac de l'enfant sera habitué à
cette alimentation nouvelle, si les fonctions
digestives ne sont pas troublées, on diminuera
l'allaitement pendant le jour.

« La nourrice présentera le sein une fois de
moins pour la première semaine, et ainsi de
suite, chaque semaine, jusqu'à ce que l'enfant
ne tette plus qu'une fois dans les vingt-quatre
heures. Elle attendra alors, pour donner le
sein de nouveau, qu'il se remplisse ; elle tâ-
chera de rester un jour et demi, puis deux
jours et même trois sans donner à téter ;
bientôt les seins cesseront de s'engorger. Il
n'y a point de nourrice qui ne sache que,
moins elle donne à téter souvent, moins le
sein se remplit. »

Ces conseils d'un auteur recommandable doivent être suivis, et dans le cas où l'enfant persisterait à vouloir prendre le sein sans nécessité, on l'en dégoûtera facilement, en enduisant le mamelon avec une dissolution amère de gentiane ou d'aloès.

Il y aurait, en effet, inconvénient à prolonger l'allaitement au delà de dix-huit mois ; l'enfant est alors plus intelligent ; il est devenu capricieux et persiste à vouloir rester au sein, qui ne lui offre plus une nourriture assez substantielle.

Il ne faut pas qu'un enfant puisse répondre à sa mère, comme celui dont M. Baffos racontait l'histoire : « Ma foi, maman, je n'en veux plus ! »

Après le sevrage, le régime de l'enfant se rapprochera davantage de celui de la famille : une nourriture simple, composée d'aliments sains, œufs, poisson, viandes grillées ou rôties ; pas d'aliments épicés et de haut goût. Il importe d'établir de la régularité dans les repas. L'enfant en fait habituellement quatre : à son réveil, — vers onze heures, — l'après-midi, repas qui se fait souvent à la promenade, — et le dîner. M. Lorry est d'avis que l'alimentation soit variée,

et il a raison. L'estomac se fatigue des mêmes
aliments, et l'appétit finit par disparaître.

On comprend, du reste, que cette régularité
dans les repas et la nature des aliments ne soient
pas absolus. On consultera avant tout la constitution et la santé des enfants : pour les uns,
il faudra insister sur un régime très substantiel,
lorsque pour d'autres une alimentation moins
succulente sera nécessaire. C'est au médecin à
remplir ces indications.

On est dans l'usage de donner aux enfants
beaucoup de pâtisseries et de friandises ; je ne
veux pas m'en faire des ennemis en déclarant
cette habitude fâcheuse. Cependant, l'abus des
sucreries altère les digestions, fatigue l'enfant,
et le trouve sans appétit en présence d'aliments
plus convenables et plus réparateurs.

[illegible]
[illegible]

II

[illegible]
[illegible]
[illegible]
[illegible]
[illegible]
[illegible]
[illegible]

[illegible]
[illegible]
[illegible]
[illegible] Explanation [illegible]
[illegible]
[illegible]
[illegible]

[illegible]
[illegible]

LIVRE II.
DES VÊTEMENTS.

Le seul usage auquel la nature ait destiné les vêtements chez les enfants, est de s'opposer à l'abaissement de température que leur peu de résistance vitale rend très prompt et très facile, surtout dans les premiers mois de la vie ; plus tard , lorsque l'enfant s'est développé et qu'il commence à marcher, les précautions contre le froid sont moins impérieuses, mais doivent cependant être continuées. L'enfant sera toujours habillé de telle sorte que la liberté de ses mouvements ne soit pas entravée. D'un autre côté, les vêtements trop larges exposent au refroidissement, en permettant le passage d'un air continuellement renouvelé qui s'applique sur la surface du corps.

Nous étudierons successivement la manière de vêtir les enfants dans le premier âge ; l'habillement des enfants pendant la seconde et la troisième enfance.

CHAPITRE Ier.

PREMIERS SOINS A DONNER A L'ENFANT NOUVEAU-NÉ.

DE LA LAYETTE.

Lorsque l'enfant nouveau-né a reçu les premiers soins que son état réclamait, après la ligature du cordon, et quand le corps a été débarrassé, au moyen de substances grasses et d'un grand bain, de l'enduit sébacé qui le recouvrait, on l'enveloppe soigneusement dans de la flanelle chaude, ou du linge très doux, à une température convenable, pendant qu'on prépare la layette. Celle-ci est formée de deux sortes de vêtements. L'une, qui est destinée à la partie supérieure du corps, se compose d'une petite chemise, d'une brassière de laine, et d'un fichu pour le cou; cette partie des vêtements est fixe; l'autre, qui est destinée à être changée chaque fois que l'enfant l'aura souillée, est formée de trois pièces : une en toile fine, qui doit être appliquée directement sur le corps;

les deux autres en laine, et souvent l'extérieure
en tissu de coton très épais.

La peau de l'enfant nouveau-né étant très-
délicate, il importe que les pièces du vêtement
qui sont en contact immédiat avec elle, ne
puissent pas l'irriter. En général, on se sert de
linge à demi usé et très doux au toucher.

La tête de l'enfant sera recouverte de trois
petits bonnets : un en laine, l'autre en toile, et
un petit bonnet de linge. Il faut éviter de couvrir trop la tête des jeunes enfants, on pourrait
les exposer ainsi à des congestions, ou les rendre trop impressionnables à l'influence de l'air,
lorsqu'on viendra à la découvrir. La tête ne doit
pas être serrée dans ces bonnets ; il serait convenable aussi de supprimer les cordons qu'on attache sous le menton.

Pour vêtir l'enfant, on commence par recouvrir la poitrine avec la brassière de toile et la
brassière de laine, mais sans la comprimer et
sans gêner en rien les mouvements respiratoires.

On réunit ensuite les langes destinés à recou-

vrir le tronc et les parties inférieures du corps,
et après les avoir fait chauffer légèrement , on
entoure successivement le corps de l'enfant ; la
couche enveloppe les jambes et sert à les isoler
pour empêcher tout frottement. Le reste des
langes, qui sont beaucoup plus longs que l'enfant,
est relevé en les pliant , et fixé aux autres
parties de l'habillement ; plus tard on pourra
laisser flotter librement la partie inférieure des
langes, surtout si la saison est favorable. Les
langes doivent être appliqués lâchement , de
manière à ne pas trop comprimer les jambes et
à leur laisser les mouvements libres. On évitera
de se servir d'épingles pour assujétir les diverses
pièces de l'habillement ; les cordons sont bien
préférables : ils n'exposent pas les enfants à ces
piqûres si douloureuses, qu'elles peuvent déterminer chez eux des convulsions, comme Dehaen et Underwood en ont cité des exemples.

Je ne parlerai pas du maillot tel qu'il était
employé autrefois ; ces bandes, avec lesquelles
on serrait toutes les parties du corps de l'enfant , comprimaient les mouvements, gênaient
la circulation et la respiration , et étaient pour

eux un fléau plus redoutable que toutes les maladies qui pouvaient les menacer. Heureuse-
ment que ce triste usage est actuellement presque partout abandonné. Chez les enfants du premier âge, les os sont encore *cartilagineux* et
cèdent facilement à la moindre pression ; de là
les conformations vicieuses et la déformation
des membres, comme conséquence d'un mode
de vêtement trop serré.

Aussi, dans les pays chauds, et dans les contrées où l'usage du maillot n'a pas été adopté,
où les enfants naissants sont recouverts de vêtements qui ne gènent en rien leurs mouvements, prétend-on que les vices de conformation sont moins fréquents. Buchan assure que,
parmi les Sauvages, on voit rarement des hommes contrefaits, et Buffon raconte : que les
anciens Péruviens laissaient les bras libres aux
enfants, dans un maillot fort large ; lorsqu'ils
les en tiraient, dit-il, ils les mettaient en liberté
dans un trou fait en terre et garni de linges,
dans lequel ils le descendaient jusqu'à la moitié
du corps ; de cette façon ils avaient les bras
libres, et ils pouvaient mouvoir leur tête et

fléchir leur corps à leur gré, sans tomber et sans se blesser. Dès qu'ils pouvaient faire un pas, on leur présentait la mamelle d'un peu loin, comme un appât pour les obliger à marcher.

Les Anglais et les Américains ont adopté en partie l'usage des vêtements légers et peu serrés; Fourcroy, dans un voyage qu'il fit en Amérique, en 1774, remarquant la beauté de la race américaine, l'attribue à la manière d'élever les enfants dans ce pays. On lave les enfants du premier âge, et, pour tout maillot, on déroule une natte sur laquelle on les étend; c'est là qu'ils dorment; ils sont abandonnés à leurs propres forces, et il est commun de voir marcher les enfants au bout de huit mois.

Les enfants ne seront donc pas gênés dans leurs vêtements; il ne faut pas non plus les en surcharger. La flanelle ne sera appliquée sur la peau que dans le cas d'indication urgente d'enfants délicats, ou nés avant terme.

Outre l'inconvénient de les rendre très susceptibles à tous les changements de température, elle excite la peau si vasculaire de l'enfant, et augmente la circulation capillaire, déjà

si active chez le nouveau-né ; et de plus, la
transpiration abondante qu'elle provoque affaiblit leur constitution.

A la fin du second ou du troisième mois,
selon la saison, et si la santé de l'enfant le permet, on cesse de relever la partie inférieure
des langes, qu'on laisse libres et flottants ; les
mouvements des membres inférieurs seront
ainsi beaucoup plus libres.

Un peu plus tard, on démaillotte l'enfant tout
à fait, et on remplace toutes les pièces de l'habillement par des vêtements larges et chauds,
dépassant la longueur du corps. On recouvre
les pieds et les jambes de bas de laine, moins
froide, lorsqu'elle est mouillée, que le tissu de
coton ; on ajoute, l'hiver, des chaussons de laine.
Pour préserver les vêtements de toute souillure,
on se sert d'une couche pliée en double, et for-
mant un triangle dont la base entoure les reins
et dont le sommet est relevé entre les jambes
de l'enfant, et fixé par des cordons au reste de
ses vêtements.

Il faut habituer peu à peu les enfants à avoir

la tête découverte. On supprime graduellement une des trois pièces employées dès la naissance pour la recouvrir, cette partie du corps étant moins accessible au froid que les autres.

Les vêtements des enfants doivent être changés souvent, la propreté étant une des conditions qui contribueront le plus à les entretenir en bonne santé.

CHAPITRE II.

DES VÊTEMENTS DANS LA SECONDE ET LA TROISIÈME ÉPOQUE DE L'ENFANCE.

Les vêtements des enfants seront toujours lâches et ne devront pas étreindre les membres, qui conserveront le libre exercice de leurs mouvements ; par ce fait, la circulation et la respiration ne sont pas gênées, et la poitrine peut se développer tout à l'aise. Les vêtements trop serrés arrêtent, d'après les expériences de Lavoisier et de Seguin, la transpiration insensible nécessaire au jeu régulier des organes.

Les habits des enfants étant destinés, comme le dit Gardien, à garantir des vicissitudes de l'atmosphère, doivent varier suivant les saisons et selon que la constitution est robuste et délicate. Quoique la fréquence de la circulation, l'activité de la nutrition rendent l'enfant moins sensible au froid, c'est cependant un paradoxe d'exiger, avec Rousseau et Franklin, que les vêtements soient en hiver les mêmes qu'en été :

il faut que les enfants qui ont une constitution assez vigoureuse pour pouvoir supporter facilement l'air libre, soient très peu couverts, et seulement assez pour conserver la peau sèche; il ne faut pas les priver du bénéfice général que produit l'irritation de l'air sur l'organe cutané et musculaire. L'avantage qui résulte pour le développement de leurs organes de cette lutte avec l'air extérieur, est très considérable; mais l'enfant qui est naturellement délicat, ou qui a été élevé jusqu'alors trop mollement, doit être plus couvert, et on ne doit l'exposer à l'air libre que par degrés.

La méthode, dite *anglaise,* d'élever des enfants, tend à se généraliser parmi nous, comme toujours, on dépasse le but. Est-il naturel, en effet, de voir, par un temps souvent froid et rigoureux, des enfants les bras et les jambes nus, lorsque tout le monde cherche à se mettre à couvert des intempéries de la saison? Combien de fois n'avons-nous pas vu de pauvres petits enfants, pâles et étiolés, les jambes et les mains rouges, engourdis par le froid, traînés à la promenade par des bonnes qui n'oubliaient pas de se prémunir contre les rigueurs du froid !

Ajoutez à cela, la déplorable mode de la crinoline, puisqu'il faut l'appeler par son nom, l'usage des jupons courts, vêtement commun aux enfants des deux sexes jusqu'à la fin du premier âge, et l'on comprendra facilement à combien de maladies peut donner naissance l'influence directe du froid sur des membres nus, et l'action sans cesse renouvelée d'un air très vif sous un vêtement qui ne s'applique pas directement sur le corps. Aussi les angines, le croup, les pneumonies et les entérites sont-elles devenues plus fréquentes, surtout chez les enfants déjà débiles et d'une constitution délicate.

Les enfants ne seront pas vêtus d'habits assez précieux pour craindre sans cesse d'être grondés s'ils venaient à les gâter ; c'est les habituer à en tirer vanité et les empêcher de jouer et de sauter, comme il convient à leur âge.

On doit supprimer dans les vêtements de l'enfant tout ce qui pourrait le gêner. Pas de cravate, pas de jarretières ; la tête sera nue à la maison et légèrement couverte à la promenade.

Les corsets, les corps de baleines dont on a fait autrefois et dont on fait aujourd'hui encore un bien triste abus, doivent disparaître tout à fait : ce n'est pas au moment où le corps se développe, où la poitrine a besoin de se dilater librement, qu'il est convenable de l'emprisonner dans un corsage étroit; c'est vouloir gêner aussi les fonctions respiratoires, et compromettre la santé des jeunes filles surtout : la finesse de la taille a ses proportions et sa mesure, passé lesquelles elle est un défaut.

« La vie, la santé, la raison, le bien-être, a dit Rousseau, doivent aller avant tout. La grâce ne va point sans l'aisance; la délicatesse n'est pas la langueur, et il ne faut pas être malsain pour plaire.

La chaussure des enfants sera large et aisée, de façon à ne pas déformer les orteils, et à ne pas les gêner dans leurs mouvements.

LIVRE III.

DE L'EXERCICE, DU REPOS & DU SOMMEIL.

CHAPITRE Ier.

EXERCICE ET SOMMEIL DANS LA PREMIÈRE ENFANCE.

Le défaut d'un exercice convenable serait, d'après Buchan, de toutes les causes qui concourent à abréger les jours des enfants et à leur rendre la vie languissante, celle qui y a le plus de part. C'est en vain qu'ils auront reçu une bonne constitution de leurs parents, qu'on leur donnera de bons aliments, et qu'on leur fera porter des habits aisés, si l'exercice est négligé. Un exercice suffisant peut suppléer à plusieurs erreurs commises dans le nourrissage ; mais rien ne peut suppléer à l'effet salutaire de l'exercice ; il est de toute nécessité pour la santé de l'enfant,

pour son accroissement et pour l'acquisition de
ses forces.

Le désir du mouvement est inné en nous ;
la plupart des animaux, en naissant, éprouvent le
besoin de se mouvoir ; l'homme a la même in-
clination, et s'il est incapable dans ses premiers
jours de prendre par lui-même de l'exercice, il
est du devoir de la mère ou de la nourrice de
l'aider.

Le premier exercice de l'enfant se passe sur
les bras de la nourrice, qui a ainsi l'occasion de
lui parler, de l'égayer et de lui plaire ; il ne reçoit alors que les mouvements qui lui sont com-
muniqués. Ces mouvements ne doivent pas être
trop brusques ou trop violents : Raulin assure
que les agitations violentes exposent les enfants
à la frayeur et aux convulsions.

Ballesxerd conseille d'ordonner aux nourrices
ou à celles qui portent les enfants, de les changer souvent de bras, afin de ne pas les habituer
à se pencher plutôt d'un côté que de l'autre, ce
qui pourrait amener, par la suite, un vice de
conformation dans la colonne vertébrale ; il faut
encore que l'enfant soit assis commodément sur

le bras de la nourrice ; il faudrait qu'il y fût, autant que possible, comme sur une chaise, pour que ses cuisses fussent également appuyées, et que ses pieds, qui sont pendants, fussent à la même hauteur ; ce n'est pas ce qui arrive ordinairement : l'enfant n'ayant qu'une fesse sur le bras de la nourrice, l'autre fesse ne porte pas, de sorte que la cuisse et la jambe de ce même côté, étant abandonnées, prennent une mauvaise tournure, comme il n'est que trop évident par le pied qui se trouve, en général, tourné en dedans. Un autre défaut des nourrices est de trop rapprocher de leur poitrine le bras qui porte l'enfant. Si cet enfant est mal assis, le genou de la cuisse qui ne porte pas sur le bras de la nourrice, se trouve gêné et pressé par la poitrine de cette femme ; la cuisse, de ce côté, descend davantage, et contracte une position encore plus contraire. Ces petits détails me paraissent avoir leur importance.

Dès le second ou le troisième mois, l'enfant placé, soit dans son berceau, soit sur les genoux de sa nourrice, commencera à exécuter par lui-même des mouvements.

Si la saison est chaude et si l'enfant est bien constitué, on peut déjà encourager ses dispositions naissantes, en le plaçant sur un tapis où on lui laisse toute liberté d'agir et de se mouvoir. Vers l'âge de quatre ou cinq mois, on doit exercer l'enfant à se tenir sur ses pieds.

Une nourrice intelligente, dit Gardien, après l'avoir débarrassé de ses langes, le place debout sur ses genoux ; elle le fait avancer jusqu'à son visage, où elle lui donne un baiser. L'enfant témoigne la satisfaction que lui donne ce petit jeu, par un sourire à sa nourrice.

Il ne faut pas se hâter de faire marcher les enfants, et tous les moyens employés pour les maintenir debout, leur seront nuisibles et retarderont le résultat qu'on paraît trop pressé d'obtenir ; car dans l'enfance les os étant encore moux et cartilagineux, des mouvements forcés et prématurés pourraient amener l'inflexion vicieuse des os des jambes. Abandonné à lui-même sur un tapis, l'enfant essaiera ses forces. Il commencera à se traîner sur ses mains, qui remplacent pour lui des organes de locomotion encore imparfaits ; il fera des efforts pour se relever ;

s'il rencontre un fauteuil, il le prendra pour appui, et témoignera sa joie, s'il est assez heureux pour se maintenir debout ; s'il tombe, laissez-le se relever seul ; ne l'effrayez pas par vos cris, ce serait le rendre craintif et défiant. De cette manière, les enfants marchent seuls au moment où l'on s'y attend le moins. Aussi, dès qu'ils en sont là, ils sont solides sur leurs jambes au point de ne pas chanceler. Ayant essayé leurs forces, ils ne font leurs premiers pas que lorsqu'ils ont la certitude que leurs pieds sont capables de les porter.

Les enfants élevés ainsi, seront toujours beaucoup plus forts, plus vigoureux, plus adroits, que ceux conservés longtemps au maillot, et qu'on aura habitués à marcher avec des moyens mécaniques ; et leurs premiers mouvements seront plus habiles ; c'est vers neuf ou dix mois qu'ils pourront marcher et se soutenir seuls.

Nous nous prononçons d'une manière absolue contre l'emploi des lisières, des voitures, et des autres moyens employés pour aider les enfants ; outre l'inconvénient de les retarder, et de les rendre peureux, ils en ont un plus grand encore, celui de provoquer de légères déformations.

« Les lisières au moyen desquelles, dit Gardien, on suspend les enfants, les incommodent beaucoup ; les bonnes s'en servent souvent pour soulever les enfants. Le gonflement, la rougeur du visage de l'enfant, de ses bras et de ses mains, annoncent combien cette élévation des épaules, la pression de la partie supérieure de la poitrine, gênent la circulation. Les lisières qui sont attachées en arrière et au devant des épaules qu'elles embrassent, soulèvent cette partie, lorsqu'on agit dessus pour soulever l'enfant ; la tête est comme enfoncée entre les deux épaules, et tombe en avant, tandis que la poitrine est obligée de se porter en arrière. Cet inconvénient est d'autant plus grand, que, chez les enfants, la tête, qui est proportionnellement plus grosse que les autres parties du corps, a naturellement beaucoup de tendance à se porter en avant, en raison de son volume et de la faiblesse originaire de ses muscles extenseurs.

» Si l'on cherche à remédier à cet inconvénient en attachant les lisières au-dessous des omoplates, à une bande circulaire fixée par

derrière avec des cordons, comme cela se pratique quelquefois, les épaules sont moins sou-
levées, la tête plus libre, mais la poitrine et
l'estomac plus gênés.

» Les chariots, dans lesquels l'enfant est soutenu au-dessous des bras, présentent à peu près
le même inconvénient que les lisières. Il arrive
souvent que les enfants, soit par fatigue et faiblesse, soit par ennui, ou par colère, laissent
aller le corps tout entier ; dans ce cas, ils sont
soutenus entièrement par les épaules, qui sont
obligées de s'élever ; comme ils répètent souvent cette manœuvre, elle peut dégénérer en
habitude. »

Les bourrelets ne sont nécessaires que pour
les enfants habitués à ces moyens mécaniques,
car alors leur inexpérience et la crainte qu'ils
ont de tomber, les exposent à des chutes fréquentes.

Examinez deux enfants d'égale force, l'un
élevé comme nous l'avons conseillé, et l'autre
exercé à marcher avec des lisières ; vous verrez
combien le premier marchera bien et sans appréhension, tandis que l'autre, mal soutenu par

ses jambes tremblantes, ne marchera qu'avec crainte et fera des chutes continuelles.

Dans nos villes, la plupart des enfants sont trop renfermés pendant les premiers mois qui suivent leur naissance. La promenade journalière, si le temps le permet (je ne dirai pas *par tous les temps* comme le conseillent certains optimistes), sera aussi profitable à l'enfant qu'à la nourrice ; elle favorisera son développement et donnera de la couleur à la peau. L'enfant sera placé horizontalement sur les bras de la nourrice, tantôt à droite, tantôt à gauche ; il ne sera assis que lorsqu'il sera assez fort pour que cette position ne le fatigue pas...

L'enfant ne doit pas dormir sur les genoux de sa mère ou de sa nourrice ; on doit le placer dans son berceau toutes les fois que le sommeil arrive. Une excellente chose serait de le coucher tout éveillé ; il est certain que si, dès le moment de la naissance, on prenait cette habitude, on ne serait plus dans la nécessité de l'endormir par des caresses ou par des chants qui durent souvent des heures entières ; la nuit, la nourrice lui donnerait le sein aux heures convenables et le replacerait ensuite dans son berceau ; la persistance et la bonne volonté maternelle viendront bientôt à bout de la légère résistance qu'opposera d'abord l'enfant ; mais si une seule fois on se laisse fléchir par les cris, on perdra bientôt tout le fruit de ses efforts, et il faudra continuer de céder à ses caprices.

Autrefois on endormait les enfants en les berçant ; c'est une mauvaise habitude qu'il devient difficile de faire cesser, et à laquelle on a reproché de déterminer des étourdissements et des vertiges. Si aujourd'hui on a reconnu qu'elle n'était pas aussi nuisible qu'on l'aurait cru, d'un autre côté elle n'est nullement nécessaire.

M. Donné conseille d'habituer les enfants à dormir au milieu du bruit, d'aller et de venir dans leur chambre, et de parler tout à son aise.

Le berceau de l'enfant sera formé de préférence de coussins de balle d'avoine, ou de feuilles sèches de fougère ; la plume et la laine auraient l'inconvénient d'entretenir autour de lui une chaleur trop forte, et de conserver long-temps l'odeur de l'urine. Les bords du lit doivent être assez élevés pour empêcher l'enfant de tomber.

Le meilleur lit est celui qui procure le meilleur sommeil; il n'y a pas de lit dur pour celui qui s'endort en se couchant, a dit Rousseau. L'enfant sera couché la tête un peu haute, tantôt sur un côté, tantôt sur l'autre, pour débarrasser la poitrine des mucosités qu'elle contient.

Nous avons dit qu'on doit recouvrir le berceau pour préserver l'enfant du froid et d'une lumière trop vive, mais non de manière à intercepter l'air. Pour empêcher le strabisme accidentel, le berceau sera placé de telle façon, que la lumière vienne par derrière ou en face.

CHAPITRE II.

EXERCICES ET JEUX DE LA DEUXIÈME ENFANCE.

La plus grande partie de l'enfance doit se passer en jeux et en exercices pour activer le développement organique et acquérir une bonne constitution. Sans l'exercice, toutes les fonctions sont en souffrance, et l'exercice le plus salutaire est la promenade en plein air, où les enfants s'ébattent en toute liberté.

Les jeux des enfants sont de deux sortes : les uns exercent le corps, comme la course, la danse, la paume, le ballon, le volant ; ce sont ceux qui conviennent plus particulièrement, parce qu'ils exercent davantage l'activité musculaire. Les jeux de la seconde catégorie s'adressent plutôt à la mémoire et à l'imagination ; ils consistent en général dans des signes de convention, et se jouent dans les appartements ; ils doivent être rarement essayés dans les premières années de la seconde enfance, où le mouvement est si nécessaire ; cependant on pourra y recourir quelquefois, comme repos d'un exercice trop actif.

Quelques médecins conseillent de faire sortir les enfants par tous les temps ; nous répétons ce que nous avons déjà dit à propos des enfants du premier âge , qu'il ne faut pas, à cet égard, d'idées absolues; si le temps est beau et sec, la promenade sera salutaire ; par un temps pluvieux et trop froid, on devra s'abstenir de faire sortir les enfants. Voici comment M. Richard de Nancy, dont l'opinion doit être prépondérante, s'exprime en cette occasion : Quand la température est douce , l'air sec , les enfants peuvent passer au dehors la plus grande partie du jour ; le froid sec, quand il n'est pas rigoureux, peut encore être bravé au moyen des vêtements chauds et des tissus de laine ; on choisit d'ailleurs les moments du jour où les rayons du soleil pénètrent l'atmosphère. Mais si la terre est humide, le ciel pluvieux et chargé de brouillards et de vapeurs aqueuses, peut-on soumettre l'enfant débile à une telle influence? Quelques personnes croient qu'on doit accoutumer les

enfants à braver les intempéries et les variations
atmosphériques ; c'est une erreur qu'on ne pra-
tiquera pas impunément. L'homme dont les organes ont accompli leur période de développement, peut insensiblement se raidir contre les
attaques d'une température hostile, et finit par
y être insensible ; mais chez l'enfant, il y a un
autre ordre de mouvements que ceux qui appartiennent à la sensibilité générale, ce sont
ceux qui président à l'accroissement du sujet,
aux développements divers qui s'exécutent avec
rapidité dans le premier âge. Le froid, le froid
humide surtout, arrête ce développement et
contrarie la force plastique.

M. Richard, de Nancy, conseille également,
et nous partageons cette manière de voir, d'éviter
pour les enfants les fortes chaleurs du jour ; on
préférera la matinée ou les premières heures
du soir. On évitera aussi les heures humides
du soir, la rosée que le serein répand dans l'air
à la suite des chaudes journées de l'été. La réfrigération subite de la peau peut produire les
angines, le croup et d'autres affections des voies
respiratoires.

Le choix des promenades a aussi son importance : l'ardeur avec laquelle les enfants se livrent à leurs jeux, détermine chez eux une activité très grande de la circulation, de la chaleur, et souvent de la moiteur. Si l'endroit choisi pour promenade n'est pas abrité contre les vents froids, lorsque l'enfant se reposera momentanément, ou qu'il s'abandonnera à un plaisir moins bruyant que ceux qui lui sont habituels (comme celui de la petite voiture par exemple), il sera saisi par cet air si vif; la réfrigération se fera très promptement, et il sera de la sorte exposé à contracter des maladies inflammatoires.

Je signalerai sous ce rapport à la sollicitude des mères le plateau des Quinconces, lieu de promenade habituel pour les enfants de Bordeaux. Son exposition au vent du nord est très mauvaise; mieux vaut mille fois envoyer les enfants sur les bas côtés de cette belle promenade. — Les allées de Chartres et celles d'Orléans sont parfaitement ombragées contre les ardeurs trop fortes du soleil d'été, et à l'abri du courant d'air si vif qui domine sur le plateau plus élevé des Quinconces.

Pourquoi ne pas choisir aussi les allées de Tourny, si spacieuses et si bien abritées contre les vents d'hiver, ou le nouveau Jardin-Public, dont les arbres naissants procureront plus tard un ombrage salutaire ?

Toute contention d'esprit serait fâcheuse pour l'enfant et nuirait à son développement.

« L'intention de la nature est que le corps se fortifie avant que l'esprit s'exerce. Les enfants sont toujours en mouvement ; le repos et la réflexion sont l'aversion de leur âge ; une vie appliquée et sédentaire les empêche de croître et de profiter ; leur esprit ni leur corps ne peuvent supporter la contrainte. Sans cesse enfermés dans une chambre avec des livres, ils perdent toute leur vigueur ; ils deviennent délicats, faibles, malsains, plutôt hébétés que raisonnables, et l'âme se sent toute la vie du dépérissement du corps. » (J.-J. Rousseau.)

Van-Swieten dit avoir vu des enfants qui donnaient les plus belles espérances, non seulement devenir stupides pour toute leur vie, mais encore tomber dans une épilepsie incurable.

Boerrhaave et de Haller se sont élevés aussi contre l'éducation trop hâtive.

Une remarque importante à faire, c'est que ce sont précisément les enfants délicats, ceux pour lesquels l'exercice serait le plus salutaire, qui sont le plus enclins à l'inaction et à l'étude. C'est alors un devoir impérieux de combattre ces dispositions.

On ne s'empressera donc pas d'envoyer les jeunes enfants dans les écoles. Dans la plupart de ces maisons d'éducation, on consacre trop peu de temps aux exercices du corps.

« L'immobilité ou les mouvements renfermés dans des limites trop étroites ; la nécessité de se maintenir toujours dans la même position, est une sorte de supplice auquel on condamne les jeunes enfants, les jeunes filles surtout, pendant les longues heures de leur éducation ; de là dérive la cause de leur faiblesse, de leur mauvaise santé ; débilités par le défaut d'exercice, les muscles deviennent incapables de maintenir dans une position normale les diverses pièces du squelette, auxquelles ils s'attachent, l'édifice s'incline, s'affaisse sous son propre poids,

et les incurvations de l'épine dorsale se dessinent peu à peu et augmentent avec la faiblesse
et l'accroissement des sujets. C'est alors qu'on
essaie d'enfermer le thorax dans des étuis de
baleine, et qu'on veut obtenir par un moyen
mécanique ce que la nature ne peut devoir qu'à
l'énergie musculaire ; c'est là une seconde perte
ajoutée à la première ; l'immobilité à laquelle
les muscles sont soumis par ces solides corsa-
ges, accroît encore leur inertie, et les chances
de difformités spinales augmentent. (Richard,
de Nancy.)

Ces réflexions pourraient s'appliquer également aux ateliers d'apprentissage, où les enfants des artisans sont envoyés beaucoup trop
tôt ; il est bien rare que ces enfants deviennent
par la suite des hommes forts et vigoureux ou
des femmes bien constituées. Ils se ressentent
toujours de cette mauvaise éducation physique
première. On a voulu obvier à ces inconvénients par un règlement qui s'oppose à ce que
les enfants soient employés dans les manufac-
tures avant l'âge de neuf ans ; cette mesure me
paraît insuffisante,

5

La vigueur et la force résultant d'un système
musculaire développé, et le développement de
ce système étant subordonné à son action, on
devra diriger l'éducation de l'enfant vers ce but.
Cette considération a donné lieu à la création
des écoles de gymnastique, art de varier à
propos les exercices musculaires.

La gymnastique doit être dirigée avec intelligence. Si, comme le fait observer un auteur que nous nous plaisons à citer, elle développe les forces et l'adresse natives des enfants
robustes, les enfants faibles et qui croissent
beaucoup en éprouveraient de mauvais effets,
leurs forces en seraient épuisées ; il faut à ceux-
ci, comme à ceux qui sont atteints de quelque
imperfection physique, une gymnastique spéciale, se composant d'exercices et de moyens
adaptés aux circonstances (1).

Voici comment M. Richard, de Nancy, juge
la danse et l'équitation :

La danse est un moyen de gymnastique heu-

(1) Nous avons à Bordeaux, chez Madame Bertini, une
école de gymnastique, très bien dirigée, où les exercices
sont appropriés à l'âge et à la force des élèves.

reux, propre à fortifier le système tout entier
des forces motrices; mais souvent c'est dans
l'intérieur de la maison, c'est dans l'air étouffé
des salons; c'est à des heures indues, et que
réclament le repos et l'habitude, qu'il faut s'y
livrer; ces circonstances détruisent l'heureux
effet qu'on peut en obtenir....

L'équitation est plus favorable que l'exercice
à pied. Son premier avantage est de ne pas fa-
tiguer la respiration; tous les muscles sont en
jeu, et l'esprit légèrement occupé de gouver-
ner le noble animal; le contact de l'air, le
changement rapide de scène réjouissent la pensée. Même dans une promenade au pas, il y a
action constante de tous les muscles pour maintenir le cavalier en équilibre, et en harmonie
avec les mouvements du cheval.....

Le temps le plus favorable aux exercices est
le matin; on évitera une fatigue trop forte
après un repas copieux; car la digestion pourrait être interrompue par l'action musculaire.

LIVRE IV.

DES SOINS DE PROPRETÉ, DES BAINS ET DES FRICTIONS SÈCHES.

CHAPITRE Ier.

DES SOINS DE PROPRETÉ.

Il est important de tenir les jeunes enfants dans le plus grand état de propreté ; le contact incessant des déjections sur leur peau fine et délicate ne tarderait pas à produire de la rougeur et des excoriations. C'est surtout lorsque l'enfant échappe à la surveillance maternelle, qu'on doit recommander aux nourrices qui ont la malheureuse habitude de les laisser souvent croupir dans la malpropreté, un peu plus d'at—tention à cet égard. Aussi avons-nous vu bien souvent de pauvres enfants ramenés de la campagne dans le plus triste état. Les fesses, les cuisses et les talons étaient devenus le siége d'ulcérations bien difficiles à cicatriser. Chez quelques autres, l'absence de soins avait été si absolue, que les maladies, conséquence de l'abandon et de l'incurie, ne tardaient pas à les enlever.

Chaque fois qu'un enfant salira ses couches, on le lavera avec de l'eau tiède, au moyen d'une éponge douce, et, après l'avoir essuyé avec précaution, on saupoudrera son corps avec de la poudre de lycopode ou de la poudre de riz.

Pendant la nuit, la nourrice serait souvent tentée de se soustraire à ces soins, sous prétexte de ne pas refroidir l'enfant ; on insistera pour qu'elle le change chaque fois qu'à son réveil, ses langes sont mouillés.

A mesure que l'enfant grandira, comme il est très enclin à contracter les habitudes qu'on veut lui faire prendre, il conviendra de l'accoutumer à aller à la garde-robe à des heures déterminées ; il suffira pour cela de le présenter au bassin plusieurs jours de suite, à la même heure.

La tête sera aussi entretenue avec soin ; les

préjugés qui tendent à faire croire que la crasse et la vermine sont nécessaires à la santé des enfants, doivent être écartés. Ils sont cependant encore bien répandus dans les campagnes. Dans les premiers temps, les frictions avec l'huile d'amandes douces, fraîche, seront utiles pour détacher les pellicules. On lotionnera, plus tard, la tête avec de l'eau de savon tiède, selon la méthode anglaise et américaine. On se sert après la lotion d'une brosse en chiendent, très douce, qui enlevera la crasse et les croûtes qui se forment si facilement sur la tête des enfants. On évitera ainsi la suppression de la transpiration, qui pourrait provoquer des maladies du cuir chevelu. Les poux, quoique souvent jugés nécessaires, n'auront pas, bien entendu, droit de domicile sur la tête d'un enfant tenu avec propreté.

CHAPITRE II.

DES BAINS.

Les bains sont un point essentiel de l'hygiène des enfants ; mais il ne faut pas croire, avec Hufeland, qu'ils les préservent de toutes les maladies.

Le bain quotidien, quand il est prolongé, fatigue et affaiblit. C'est encore là une importation anglaise qui se propage en France, et dont la généralisation peut donner lieu à des inconvénients nombreux.

Deux bains par semaine, dans les premiers mois, suffiront, surtout si l'enfant est lavé et épongé souvent chaque jour.

L'enfant sera tenu dans la baignoire par la nourrice, qui lui soutiendra la tête avec une main, et passera l'autre bras sous ses genoux. La durée des bains sera de huit à dix minutes pour les premiers ; on doit avoir égard à la

constitution de l'enfant et à sa santé. La température des bains sera modérée : 28 degrés
centigrades en hiver et 25 en été.

Il faut éviter que l'enfant ait froid dans son
bain ou lorsqu'on l'en retire, et qu'il le prenne
trop tôt après des repas ou immédiatement après
son réveil.

L'enfant qui vient d'être baigné sera gardé à
la maison ; l'influence du grand air pourrait, ce
jour-là, l'impressionner trop facilement, les
pores de la peau étant ouverts et l'évaporation
plus abondante. Pour ne pas le priver de sa promenade habituelle, le meilleur moment pour le
bain serait le soir, avant de le coucher. Le bain
aurait, en outre, l'avantage de le mieux disposer au sommeil.

Que devons-nous penser des bains froids et
des immersions froides, si employées de nos
jours en Angleterre?

L'histoire nous apprend que les Germains, les
Gaulois, les Bretons plongeaient leurs enfants
nouveau-nés dans la rivière la plus proche, certains par ce moyen de leur rendre le corps moins
sensible et plus robuste. Presque de nos jours,

Tissot et Fourcroy voulaient que les enfants fussent lavés à l'eau froide, peu de temps après leur naissance, et ce dernier prétend que les habitants de l'Amérique ne sont si bien constitués que parce qu'ils sont libres dans leurs vêtements et soumis journellement à ces immersions dans l'eau froide. Buchan, qui voyait cet usage pratiqué en Écosse, le juge de la manière suivante :

On ne peut pas douter que l'usage prématuré et imprudent de bains froids, n'ait produit beaucoup de mal. Je suis entièrement de l'avis du docteur Underwood, lorsqu'il dit avec autant de sensibilité que d'humanité : « Je suis toujours
» choqué lorsque je vois un pauvre enfant né
» depuis trois ou quatre jours, peut-être d'une
» mère délicate, et qui a à peine la force de
» téter, plongé jusqu'à la poitrine dans l'eau
» froide. Ses cris continuels ne sont pas écoutés,
» et sa mère, pour ne pas les entendre, se bou-
» che les oreilles avec sa couverture. C'est une
» cruauté, et je n'y reconnais pas plus la ten-
» dresse maternelle, que dans l'usage de plon-
» ger deux ou trois fois dans un baquet plein
» d'eau, un enfant la bouche ouverte, et cher-

» chant avec peine sa respiration ; ancienne
» manière d'administrer le bain froid. Ces deux
» manières occasionnent souvent des coliques,
» des accidents nerveux et une débilité dans les
» extrémités inférieures, rarement une aug—
» mentation de forces. »

Il est bien certain, en effet, qu'un enfant élevé à notre manière, et plongé tout à coup dans l'eau froide, en ressentirait de bien fâcheux effets. Mais si, au lieu de surcharger les enfants de vêtements et de les tenir renfermés dans des appartements trop chauds, on les couvrait modérément, on pourrait peut—être arriver, par transition graduée, à leur faire prendre des bains frais, surtout dans la seconde enfance, s'ils sont robustes et bien constitués. On commencerait par les familiariser avec l'eau froide, en leur lavant d'abord les parties exposées à l'air, les mains, les pieds, le visage ; ensuite, on leur laverait les bras, les cuisses ; enfin, on ferait la même épreuve sur tout le corps. Cet exercice répété plusieurs fois, on plongerait ensuite l'enfant tout à fait dans l'eau presque froide.

Les bains de mer froids, si usités de nos jours

pour fortifier les enfants lymphatiques et dans certains cas de prédisposition maladive, demandent une grande circonspection dans leur emploi ; le saisissement qu'ils déterminent peut être préjudiciable aux enfants. Ces bains ne doivent pas être trop prolongés, en raison de leur température peu élevée et de l'action irritante de l'eau salée sur la peau. L'immersion doit être subite ; l'impression générale qu'elle produit se dissipe bientôt, ce qui n'a pas lieu lorsqu'elle est successive.

Hufeland préconisait les lavages réitérés et graduels à l'eau froide comme très salutaires ; si ces lavages sont rapidement pratiqués à l'aide d'une éponge médiocrement mouillée, et qu'on les fasse suivre d'une friction modérée, ils n'ont pas d'inconvénients lorsque l'enfant est bien portant. Cette méthode peut avoir pour avantage de fortifier les jeunes enfants en les accoutumant, de bonne heure, à résister plus efficacement aux influences du dehors, qui ont tant d'action sur eux. Les transitions seront ménagées avec soin, et la température de l'eau sera, en hiver, la même que celle de l'appartement, de 12 à 15°. M. Béclard se montre partisan du

lavage quotidien à l'éponge humide. Employé
comme il le conseille et comme nous venons de
le dire, il sera souvent utile ; mais je crois qu'en
règle générale, il faut s'abstenir des lotions et des
bains trop froids.

CHAPITRE III.

DES FRICTIONS.

Les frictions sèches faites, soit avec la brosse de flanelle, soit avec la main, sont, après le bain ou après le lavage du matin, un exercice très salutaire pour les enfants faibles et lymphatiques. L'excitation qu'elles produisent augmentant la circulation cutanée, contribue à développer le système musculaire et à fortifier l'enfant. Nous y avons eu recours en plusieurs circonstances avec un succès constant.

« Les frictions, dit Dablin, produisent d'abord de la rougeur à la peau ; elles causent une légère contraction du système musculaire, accélèrent le pouls ; puis, réveillant la sensibilité, elles raniment la chaleur naturelle, relèvent l'action tonique des diverses parties du corps, et particulièrement celle du tissu cellulaire, désobstruent les vaisseaux capillaires du système cutané, activent la circulation générale, favorisent le libre cours des humeurs, et, enfin, provoquant la perspiration, elles rétablissent l'équilibre dans les fonctions de l'économie animale ; elles fortifient et procurent à peu près les mêmes avantages que les exercices. »

Galien place les frictions parmi les moyens les plus propres à conserver la santé ; il recommande de frotter modérément l'enfant et de le laver chaque jour. Le matin est le moment le plus favorable pour pratiquer ces frictions, qu'il engage à continuer jusqu'à l'âge de sept ans.

Les frictions semblent plus utiles dans les pays septentrionaux, et dans les temps humides et pluvieux, pour favoriser la transpiration, souvent contrariée par cette constitution de l'atmosphère. Elles sont particulièrement avantageuses toutes les fois que l'enfant ne peut pas se livrer à l'exercice nécessaire au développement de ses forces. Elles seront toujours faites dans un appartement bien clos, et maintenu à une température convenable.

Les frictions sont générales ou partielles ; leur mode d'emploi, leur durée, seront réglés d'après des indications particulières. Il en sera ainsi pour les frictions qui servent d'intermède. à des vapeurs aromatiques, ou à d'autres substances médicamenteuses.

LIVRE V.

DU FROID, DE L'ENCOMBREMENT ET DES MIASMES. — MORTALITÉ.

CHAPITRE Ier.

DU FROID.

La facilité avec laquelle le corps de l'enfant se refroidit, le rend plus impressionnable que l'adulte à l'influence d'un abaissement de température. Cette influence du froid est d'autant plus marquée qu'on se rapproche davantage du moment de la naissance. Chez l'enfant né avant terme, la tendance au refroidissement est extrême.

La température du corps de l'enfant au moment de la naissance, serait, d'après les expériences de M. Roger et de M. Mignot, de 37°, à peu près comme celle de l'adulte. L'enfant produit donc beaucoup de chaleur, mais la dé-

perdition du calorique par la perspiration cuta-
tanée et pulmonaire, est plus considérable chez
lui que dans un âge plus avancé.

Les expériences d'Edwards ont aussi constaté
que le pouvoir de résister aux abaissements de
température, est à son minimum à l'époque de
la naissance, et qu'il augmente à mesure que
l'animal prend de la force et du développement.

Si donc la calorification, fonction si peu active chez l'enfant naissant, ne lui donne pas
assez de force pour résister à un abaissement de
température subit et souvent considérable, on
comprendra sans peine que, chez les enfants,
dont la constitution est débile et délicate, le
refroidissement soit encore plus facile, et de-
vienne la cause la plus fréquente de la morta-
talité à cet âge.

Le froid, en effet, enlève la dixième partie
des enfants nouveau-nés. Les statistiques ont
prouvé que la mortalité était plus grande en
hiver qu'en été, et dans les départements du
Nord, que dans ceux du Midi.

Si à l'action vive du froid vient se joindre

l'insuffisance des vêtements, ce qui arrive trop souvent, surtout chez les enfants naturels mal soignés ou abandonnés, on ne sera pas surpris du chiffre effrayant que peut atteindre la mortalité dans cette classe de la population. Le sclérème, ou endurcissement du tissu cellulaire du nouveau-né, reconnaît en partie pour cause le refroidissement ; et quoique M. Charcelay attribue plus volontiers cette maladie à une altération des reins, maladie de Bright, j'ai pu voir souvent les enfants arriver à la crèche avec un commencement de sclérème, sans altération de ces organes. Ce qui m'autorise à croire que cette affection est en partie due aux influences du froid, c'est que, pendant l'été, les cas de sclérème sont rares à l'hôpital des enfants, et qu'ils deviennent très nombreux pendant les mois rigoureux de l'hiver.

Il importe donc de prémunir l'enfant naissant contre les influences de l'abaissement de température. Si la chambre de la nourrice est froide, et si la saison est rigoureuse, on pourra mettre dans le berceau, comme le conseille M. Dubois, une bouteille d'eau chaude qui communiquera à l'enfant une douce chaleur. On pourrait aussi lui envelopper les mains dans de la mousseline.

A la promenade, la nourrice aura le soin de ne pas laisser l'enfant qu'elle porte exposé trop longtemps à un air froid. Elle le changera de bras, et lui imprimera de légers mouvements.

Pour l'enfant né avant terme, les précautions contre le froid seront toujours indispensables. Un de nos confrères les plus distingués, M. le docteur Denucé, a fait fabriquer pour un enfant né avant terme un berceau qui nous paraît remplir convenablement ces indications. Voici à cet égard la note de M. le professeur Denucé.

« Ayant eu, il y a quelque temps, l'occasion de donner des soins à un enfant venu au monde vers le sixième mois de la vie fœtale, je me vis en présence de deux indications : nourrir l'enfant, entretenir sa chaleur. Pour remplir la seconde, j'eus l'idée de faire exécuter un berceau dans lequel il fût possible d'entretenir une chaleur constante, et d'un degré voulu. Je fis faire ce berceau en zinc, à double fond et à doubles parois. Qu'on suppose, par exemple, deux baignoires, l'une un peu plus petite, et la seconde placée dans la première, séparée d'elle par un intervalle vide, dans lequel il est possible de mettre de l'eau. Ces deux baignoires sont entièrement unies par leur bord supérieur, ce qui complète la cavité close, dans laquelle l'eau peut être reçue. Un entonnoir est placé sur le bord supérieur du berceau, un robinet d'évacuation près son bord inférieur. Les couches et les langes sont disposés dans le berceau ; le berceau lui-même, pour éviter la déperdition de la chaleur, est enveloppé d'une couverture de laine. On met de l'eau chaude dans l'appareil ; dès lors, à l'aide du thermomètre que l'on place dans le berceau, et en se servant de la facilité qu'on a d'ajouter et de retirer de l'eau, on peut établir et entretenir le degré de température que l'on veut avoir dans l'intérieur du berceau. Du reste, avec la précaution que j'ai mentionnée d'envelopper le berceau de laine, la déperdition de chaleur est peu de chose, et dans le cas où j'ai employé cet appareil, il suffisait toutes les six heures de retirer de l'appareil un demi-litre environ d'eau, et de le remplacer par un demi-litre d'eau bouillante.

» A l'aide de cet appareil, je suis parvenu à conserver pendant dix-sept jours cet enfant, sans qu'on ait pu constater, jusqu'à son dernier moment, le moindre refroidissement dans la température de son corps.

» Malheureusement je ne pus remplir aussi bien la première indication. Malgré tous les soins que je prodiguai au petit malade, l'alimentation fut insuffisante, et, à partir du huitième jour, l'amaigrissement commença, et alla toujours en augmentant jusqu'à la fin.

» L'extrême jeunesse de l'enfant me paraît, en ce cas, la cause principale de la mort; mais je suis convaincu que, pour les enfants nés vers le septième mois, l'usage du berceau incubateur que je viens de décrire pourrait rendre de très grands services. » (*Journal de Médecine de Bordeaux*, décembre 1857.)

Dans un âge plus avancé, et dans la seconde enfance surtout, l'exercice continuel auquel se livre l'enfant, suffira pour le soustraire à l'action directe d'un froid trop vif.

CHAPITRE II.

DE L'ENCOMBREMENT ET DES MIASMES.

Si les adultes ressentent d'une manière fâcheuse l'influence délétère d'un air stagnant et vicié, l'enfant, qui résiste moins que l'adulte aux différentes causes de maladie qui peuvent l'atteindre, sera influencé d'une manière plus fâcheuse encore, par cet air confiné dans des chambres souvent trop étroites et mal ventilées ; l'encombrement développera alors quelques maladies inconnues chez les enfants élevés dans des conditions opposées.

La chambre à coucher des enfants sera grande et aérée, car il faut à l'enfant une quantité d'air en rapport avec l'activité de la respiration à cet âge ; souvent, au contraire, on les réunit plusieurs dans des cabinets étroits, où l'air ne se renouvelle que difficilement ; alors les enfants s'étiolent, ils sont pâles et sans vigueur. C'est aussi un très grand tort de les faire coucher dans les chambres d'adultes, et surtout avec eux. Desessartz a vu des enfants tourmentés de rhumatismes, et tout perclus de leurs membres pour avoir couché avec des parents qui étaient vieux.

« L'accumulation des enfants dans un lieu relativement étroit, par exemple dans des salles d'hôpital où la ventilation et le renouvellement de l'air ne sont pas suffisants, l'altération de cet air par le produit de l'expiration, par les évacuations alvines et autres, par les miasmes qui s'exhalent du corps de ces petits êtres, sains ou malades, contribueront, dit M. Becquerel, à développer les maladies sporadiques et épidémiques, comme le muguet, les ophthalmies et les diarrhées. »

A l'hôpital des enfants de Bordeaux, le muguet, les ophthalmies ont toujours été endémiques dans la section d'allaitement. Il y a peu de temps encore, tous les enfants étaient atteints du muguet trois ou quatre jours après leur admission, et quel que fût l'état de leur santé au moment de leur entrée. Il est vrai de dire que le muguet n'a jamais été bien grave, et n'a pas augmenté de beaucoup la mortalité dans notre hospice.

Les améliorations incontestables apportées dans ce service, par l'administrateur actuel, M. de Bethmann, ont eu pour résultat de diminuer considérablement les cas de muguet, et de faire disparaître presque complètement les ophthalmies, si fréquentes jusqu'alors.

M. P. Dubois a signalé l'influence des épidémies de fièvres puerpuérales sur le développement de quelques-unes des maladies de l'enfance, et en particulier de l'ophthalmie purulente, et de l'érysipèle des enfants nouveau-nés.

C'est surtout dans les hospices qui contiennent un nombre considérable d'enfants que les fièvres éruptives ont une tendance à se développer. La rougeole, la scarlatine, la variole, y sont très fréquentes.

Dans notre hospice, dont la population fixe varie entre 400 et 450 enfants, la rougeole se montre souvent sous forme épidémique.

En 1856, sur une population de 401 enfants,

nous eûmes 114 cas de rougeole, sur lesquels il y eut 12 décès. L'épidémie de 1857 atteignit 81 enfants, dont 3 seulement succombèrent.

Le croup et la coqueluche sont aussi des maladies contagieuses qui se propagent chez les enfants réunis en grand nombre. J'ai observé souvent la coqueluche dans les salles de notre hôpital ; mais un fait insolite et sur lequel il m'est impossible de formuler une opinion, c'est que malgré la fréquence des affections diphthéritiques en ville, je n'ai pas constaté depuis cinq ans un seul cas de croup véritable à l'hôpital des enfants. Cependant les conditions hygiéniques sont loin d'y être parfaites. A quelle cause attribuer cette immunité que mon collègue, M. le professeur Bitot, a déjà signalée ?

L'influence délétère de l'air confiné sur la santé des enfants, chez lesquels la perspiration pulmonaire est si active, impose le devoir de disposer les dortoirs et les infirmeries, dans les maisons d'éducation et dans les crèches, de telle sorte, que l'aération et la ventilation de ces salles se fassent avec facilité. Baudeloque a in—

sisté sur la nécessité d'un air pur, pour empêcher le développement de la scrofule, qui, dans
son opinion, ne reconnaît pas souvent d'autres
causes.

CHAPITRE III.

DE LA MORTALITÉ.

C'est dans l'enfance que la mortalité est le plus considérable ; et c'est le jour même où l'enfant a pris naissance que ce chiffre de la mortalité est de beaucoup le plus élevé. Le dixième des enfants succombe le premier jour, et sur un million de naissances annuelles, il y a 250,000 décès à la fin de la première année, c'est-à-dire le quart.

D'après les tables anglaises de la ville de Carlisle, sur 10,000 enfants, à la fin de la première année il n'en reste plus que 8,461, et d'après Duvillard, sur 10,000, il n'en reste que 7,675 après la première année, et 6,718 à la fin de la seconde.

M. Viette, chef de division à la préfecture de la Gironde, a bien voulu mettre à ma disposition les tables officielles des naissances et celles de la mortalité pour Bordeaux et les autres villes du département. Voici les résultats statistiques que ces tables m'ont fournis pour les années 1854, 1855, 1856 et 1857, sous le rapport des naissances, et sous celui de la mortalité dans la première année de la vie. Dans ces quatre années, il y a eu 22,431 naissances, dont 3,378 illégitimes. Le sexe masculin est représenté par 11,427 individus ; et le sexe féminin, par 11,004.

Sur ce nombre d'enfants, 1,844 sont morts dans la première semaine ; 2,603 dans le premier mois ; 3,194 avant le quatrième ; 3,672 après six mois ; et 4,599, dont 2,402 garçons et 2,197 filles à la fin de la première année. On a ainsi les chiffres suivants :

Naissances	22,434
Première semaine	20,590
Un mois	19,828
Trois mois	19,237
Six mois	18,759
Un an	17,832

M. Quetelet a dressé, pour la Belgique, des tables très circonstanciées, qui donnent des résultats à peu près analogues; ainsi sur 100,000 enfants naissants, il n'en reste plus que 70,536 à la fin de la seconde année. La mortalité de cette période est décomposée de la manière suivante :

Naissances.................... 100,000
Un mois...................... 90,396
Deux mois.................... 87,936
Trois mois................... 86,175
Six mois..................... 82,571
Un an....................... 77,528
Dix-huit mois................ 73,367
Deux ans.................... 70,536

D'après ces tables, on voit qu'il meurt plus d'un cinquième des enfants pendant la première année, et un tiers pendant les deux années qui suivent la naissance. La mortalité dans le premier mois, et surtout dans la première semaine, est quatre fois plus considérable que dans le second mois, et va ainsi en diminuant jusqu'à l'âge de cinq ans, époque à laquelle, dit M. Béclard, la vie probable atteint son maximum.

M. Marc Despine, dans un tableau fait pour les années 1838 à 1845, à Genève, décompose la mortalité par semaine. D'après lui, tandis qu'il meurt 320 enfants dans la première semaine, il en meurt 121 seulement dans la seconde, 95 dans la troisième, 49 dans la quatrième ; — dans le premier jour, 141 enfants succombent ; il n'y a que 47 décès le second jour, 40 le troisième, 31 le quatrième, 22 le cinquième, 20 le sixième et 19 le septième.

On a observé que le nombre des décès chez les garçons, dans les premières années, est plus considérable que celui des filles ; le nombre des naissances masculines l'emporte aussi sur celui des naissances féminines, d'un seizième environ. Nos tables, pour la ville de Bordeaux, semblent le prouver.

MM. Villermé et Milne-Edwards ont démontré que le chiffre des décès est plus élevé en été, et surtout dans la saison rigoureuse.

La misère exerce une grande influence sur la vie des jeunes enfants, et contribue beaucoup à augmenter la mortalité. — Les recherches de M. Benoiston de Châteauneuf ne laissent aucun doute à cet égard pour la ville de Paris, et celles de MM. Gosselet et Loiset ont prouvé aussi qu'à Lille, le chiffre des décès est plus considérable dans les quartiers malheureux de la ville que dans la partie riche. — Dans la rue des Étaques, ils ont trouvé 95 décès avant 5 ans pour 100 naissances.

Nous avons signalé déjà, d'après M. Villermé, l'influence fâcheuse exercée par les pays marécageux sur la santé des enfants en nourrice. — Dans les campagnes bien situées, parfaitement salubres, le nombre des décès est bien moins grand que dans les pays exposés à des influences miasmatiques.

Le défaut de soins hygiéniques, résultant soit de l'abandon ou de l'exposition des enfants, soit de l'encombrement dans les hospices dépositaires, contribue beaucoup à augmenter le chiffre de la mortalité ; aujourd'hui les enfants assistés succombent en moins grand nombre qu'autrefois. — Ainsi, M. Benoiston de Châteauneuf, qui évalue, pour Paris, cette mortalité à 80 pour 100 de la naissance à un an, dans l'année 1789, et pour Dublin, à 90 pour 100 pour l'année 1791, a trouvé qu'elle n'était plus, à Paris, que de 60 pour 100 en 1824, et de 50 pour 100 seulement en 1838.

A Bordeaux, M. Sous, ancien interne de l'hôpital des enfants, a relevé avec beaucoup de soins les registres d'admissions à la Crèche, pendant les années 1854, 1855, 1856 et 1857 ; il a noté les enfants au-dessous d'un an, et les

a suivis jusqu'à la fin de la première année ; il
a trouvé 1,095 admissions et 442 décès.

Voici le tableau de ces 442 décès :

De la naissance à 1 mois.	86 garçons,	69 filles.	Total 155
De 1 mois à 2...............	36 —	39 —	75
De 2 à 3.....................	34 —	17 —	51
De 3 à 4.....................	17 —	21 —	38
De 4 à 5.....................	18 —	12 —	30
De 6 à 7.....................	9 —	3 —	12
De 7 à 8.....................	10 —	9 —	19
De 8 à 9.....................	6 —	4 —	10
De 9 à 10....................	2 —	8 —	10
De 10 à 11..................	3 —	1 —	4
De 11 mois à 1 an........	5 —	9 —	12

241 garçons, 201 filles. Total 442

On voit, d'après ce tableau, que le chiffre
de la mortalité est plus élevé à l'hôpital des
enfants qu'en ville, pendant les années corres-
pondantes ; c'est une proportion de 40 pour 100 ;
résultats plus favorables encore que ceux obtenus dans beaucoup d'hospices dépositaires. —
M. Valdruche terminait ainsi un rapport pré-
senté au conseil général des hospices de Paris.

« D'après les états annexés à ce rapport,
» 112,625 enfants ont été apportés à l'hospice
» depuis 1816 jusqu'en 1837, c'est-à-dire pen-

» dant 22 ans. — Sur ce nombre, 30,055 sont
» morts dans l'hospice, 55,631 sont morts à la
» campagne. La conservation n'a donc été que
» de 26,939, et la mort a donc frappé plus des
» trois quarts des enfants, 76 pour 100. Les
» tables de la mortalité en France font connaî-
» tre que, sur 100 enfants, 46 succombent
» avant l'âge de 12 ans ; — la mortalité de nos
» enfants trouvés est donc plus forte de 30 pour
» 100 que celle des enfants de toute la France. »

Considérant la question sous un autre point
de vue, M. Sous a consulté les registres des
enfants mis au tour en 1834, 1835 et 1836, et
a calculé le nombre d'enfants morts avant leur
21me année.

Années.	Nombre des expositions.	Remis avant 21 ans.	Décès avant 21 ans.
1834....	928	84	657
1835....	979	96	697
1836....	911	69	618
Totaux...	2,818	249	1,972 (7 mort-nés.)

En éliminant 7 enfants mort-nés qui font
partie des admissions, il reste 1,965 décès sur
2,818 individus : c'est un peu plus de la moitié
à 21 ans.

M. Benoiston de Châteauneuf qui, en réunissant les tables de mortalité officielles publiées depuis vingt ans en Angleterre, en France, en Belgique, en Prusse, en Danemarck, en Suède, en Piémont et en Savoie, a rassemblé ainsi un total de 15 millions et demi de décès, arrive à ce résultat, que la moitié des individus a disparu avant l'âge de 30 ans. Ainsi sur 2,000 individus, il n'en reste que 1,113 au bout de dix ans, 1,102 au bout de vingt ans et 897 à trente ans.

De tous ces résultats statistiques, que nous avons empruntés en partie à l'excellente thèse de M. J. Béclard, on doit conclure, avec lui, à l'indispensable nécessité d'entourer l'enfance des soins les plus assidus, et d'apporter l'attention la plus scrupuleuse et la plus minutieuse à toutes les choses qui l'environnent.

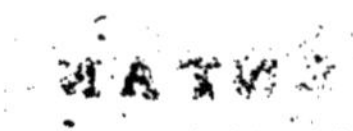

DEUXIÈME PARTIE.

MALADIES DE L'ENFANCE.

CONSIDÉRATIONS GÉNÉRALES.

Chaque âge de la vie a des maladies qui lui sont propres. Stahl et Hoffmann ont insisté sur la tendance qu'ont les maladies à se porter sur les divers organes, selon les époques de la vie.

Les conditions physiologiques de l'enfance impriment aux maladies de cet âge un caractère particulier. L'enfant continue à se former ; c'est là son caractère distinctif. Au moment de la naissance, ses organes, complets sous le rapport du nombre, mais imparfaits et inachevés quant à leur volume, à leur forme et à leur structure, doivent acquérir du développement.

C'est ce qui a fait dire à Hufeland que la vie de l'enfant n'est pas un état normal, mais une suite d'efforts pour y arriver ; c'est ainsi que le médecin doit la considérer. Ce que, dans d'autres circonstances, nous prendrions pour une maladie, est ici l'effet et le symptôme du travail critique de la nature occupée à créer et à développer.....

C'est dans l'enfance, surtout, que les maladies peuvent être considérées comme des *impressions transformées;* il est rare aussi qu'à cet âge, la réaction soit en rapport avec la nature et l'étendue de la lésion.

Au point de vue de la pathologie et des indications de la thérapeutique, l'enfance peut se partager en trois périodes :

1° De la naissance à la sortie des premières dents, époque pendant laquelle l'allaitement forme la base de l'alimentation, et à laquelle M. J. Béclard a donné le nom de *vie de la mamelle;*

2° La seconde période embrasse l'intervalle compris entre la première dentition et l'âge de sept ans;

3° La troisième sera comprise entre l'âge de 7 ans et celui de 13 ou 14. C'est l'âge où l'on jouit de la meilleure santé.

La première période de l'enfance est consacrée entièrement à l'accroissement; la nutrition y est excessivement active. Ce sont donc les organes destinés à cette fonction qui doivent fixer l'attention du médecin ; Etmuller a dit, avec raison, que la cause des maladies du premier âge tient presque toujours à une altération particulière du système digestif.

Le travail de la dentition qui s'accomplit dans cette phase de la vie, est souvent aussi par ses écarts une cause de maladie.

La prédominance des fonctions de la nutrition détermine une activité plus grande des autres fonctions de la vie végétative, et en particulier de la respiration. Ce développement de l'action respiratoire en rapport avec les besoins de l'hématose favorise l'invasion des maladies de cet appareil. Les pneumonies sont fréquentes chez les enfants à la mamelle.

C'est à la facilité avec laquelle la déperdition du calorique se produit chez l'enfant, et à son excessive impressionnabilité au froid, qu'on peut attribuer la fréquence des maladies occasionnées par un défaut de calorification, du sclérème entre autres.

L'irritabilité et l'excitabilité du système nerveux expliquent comment, sous l'influence de causes qui paraissent légères et de troubles sympathiques, les convulsions se produisent. Cette susceptibilité du système nerveux a été signalée par Stahl et Hallé.

Dans le premier âge, nous trouvons donc, comme affections prédominantes, les accidents produits par les obstacles que la nature rencontre dans l'accroissement ou la nutrition. En général, plus l'enfant est jeune et plus les affections qui résultent d'une organisation faible et incomplète sont fréquentes.

Vomissements, diarrhées, ictère, pneumonie, sclérème, convulsions, sont des maladies, ou propres à la première enfance, ou très communes à cet âge.

Dans la seconde période, époque pendant laquelle l'accroissement est encore rapide, nous retrouvons quelques-unes des maladies du premier âge, et d'autres qui appartiennent à toutes les époques de la vie.

Les fièvres éruptives, rougeole, scarlatine et

variole, se montrent surtout dans cette période.
La fréquence des affections des voies respiratoires, si cruelles et si souvent fatales, le croup
en particulier, s'expliquent par la suractivité de
la respiration et par l'étroitesse des canaux
aériens.

Les maladies du système ganglionnaire lymphatique sont aussi communes à cette époque,
ainsi que les affections du système osseux, telles
que le rachitisme et les lésions tuberculeuses
externes et *viscérales*.

La troisième période est celle pendant laquelle
les maladies sont le plus rares ; c'est l'époque de
la seconde dentition, dont le travail est moins
pénible que le premier et ne s'accompagne pas,
comme lui, de troubles sympathiques.

Les difficultés du *diagnostic* sont très grandes
dans les maladies du premier âge. Les malades
se prêtent difficilement aux investigations du
médecin ; la vue d'une personne étrangère et la
moindre tentative d'examen suffisent pour ins-
pirer à l'enfant un sentiment de crainte qui rend
l'exploration très difficile, et l'état d'imperfec-

tion dans lequel se trouvent encore la plupart des organes, ne permet pas d'apprécier toujours convenablement chaque symptôme.

L'expression de la physionomie, la coloration de la face, l'état du pouls, peuvent varier d'un moment à l'autre ; la nature du cri est même souvent modifiée. Malgré toutes ces difficultés de l'exploration clinique, un examen attentif, renouvelé à chaque visite, donnera au médecin les moyens d'assurer son diagnostif d'une manière précise.

L'expression de la physionomie a été étudiée par Underwood, Jadelot et Billard. M. Jadelot, surtout, a précisé les modifications si variables que la maladie imprime sur le visage des enfants du second âge. Les indications qu'il a données sont très-importantes, quoique souvent un peu absolues.

La coloration de la face et des téguments change plusieurs fois : rouge d'abord dans les premiers jours qui suivent la naissance, la peau prend ensuite une teinte jaunâtre caractérisée, et devient plus tard rosée et enfin blanche.

Le cri, qui est le plus souvent la manifestation de la souffrance, n'a rien de bien caractéristique, si ce n'est le cri *hydrencéphalique* rapporté aux affections cérébrales, mais qui, d'après Auvity, Billard et Valleix, se rencontre dans d'autres maladies.

Le pouls est trop variable chez le jeune enfant pour donner des indications bien précises. Comme Valleix le conseille, on doit l'explorer plus volontiers pendant le sommeil.

Le *pronostic,* dans les maladies de l'enfance, ne peut jamais être absolu ; car, comme l'a écrit Hufeland, il faut tout redouter, mais tout espérer. On doit s'attendre aux accidents les plus subits et les plus graves ; mais il ne faut jamais perdre courage, même en présence des plus grands dangers, parce que la force créatrice de l'organisme est encore tellement énergique, qu'elle peut opérer des guérisons véritablement miraculeuses.....

C'est surtout dans les **maladies de l'enfant,** chez lequel les altérations sont si rapidement produites, qu'il faut saisir l'occasion favorable, *occasio præceps*, et recourir aux moyens que la maladie réclame à des intervalles plus rapprochés. De là, dit M. Barrier, la nécessité de voir plus souvent le malade, d'observer de plus près et de suivre pas à pas la marche du mal, afin de le ramener dans une meilleure voie aussitôt que les efforts de la nature paraissent insuffisants.

Le *traitement* des maladies de l'enfance demande une prudence très grande, un coup d'œil exercé. Les médicaments, souvent les plus simples, peuvent produire des résultats inattendus. La médecine expectante, employée à propos, devient souvent une médecine active et la seule rationnelle, car la facile dépression des forces vitales contre-indique l'emploi des moyens trop énergiques et des débilitants. L'organisme, à cet âge, a besoin d'une réparation continuelle pour suffire à sa conservation et à son accroissement, ce qui nous oblige, dans toutes les maladies de l'enfance, à mettre le régime en rapport avec l'activité de la nutrition.

Le développement du système lymphatique,

chez beaucoup d'enfants, implique la nécessité
de surexciter les fonctions de l'appareil circu-
latoire et celles de la peau. L'exercice au grand
air, la gymnastique, les bains frais, ceux pris
à la mer, les frictions excitantes et un régime
tonique et substantiel, sont, dans ces cas, des
moyens puissants de guérison.

La peau de l'enfant étant très vasculaire,
l'*absorption* et l'*exhalation* très actives, on
utilise ces propriétés pour agir souvent par la
méthode *endermique*. — La délicatesse et la
ténuité de l'enveloppe cutanée s'opposent à l'emploi trop fréquent des révulsifs cutanés, surtout
si leur action était de nature à produire une
douleur trop vive.

La répugnance avec laquelle les enfants
prennent les médicaments impose souvent au
médecin l'obligation de les leur administrer
sous une forme agréable ; aussi les sirops, les
tablettes et les chocolats médicamenteux sont-
ils très convenables à cet âge. — L'absorption
si facile des médicaments par la peau et par la
muqueuse rectale permettront, dans beaucoup

de circonstances, de recourir à ces modes d'administration.

Malgré les difficultés qu'elle présente, la médecine du jeune âge, comme le fait observer M. Richard, de Nancy, est envahie par le vulgaire, qui pense qu'on ne peut élever un enfant sans l'intervention des arcanes et des remèdes multipliés, et qui, considérant l'enfance comme une longue maladie, vient à son secours, armé de son code de préjugés et d'erreurs....

Mais, si l'intervention des personnes étrangères à la médecine est souvent funeste, nous dirons, avec le même auteur, qu'il importe d'éclairer les mères sur une foule de détails qui concernent la conservation de la santé chez les enfants, et de leur faire connaître les préjugés dangereux dont il faut les défendre.

En général, les maladies de l'enfance demandent à être surveillées avec intelligence, et le médecin seul est apte à en prévoir les indications et à en diriger le traitement d'une manière convenable. On ne doit pas oublier non plus qu'à cet âge, une perte de temps, même peu prolongée, est souvent irréparable.

LIVRE Ier.

MALADIES PROPRES AU PREMIER AGE.

Les maladies qui s'observent chez les enfants, pendant la période de l'allaitement, sont de deux sortes : les unes sont particulières à cet âge et dépendent le plus souvent d'une altéraration des fonctions nutritives; les autres sont communes à cette période et aux autres époques de l'enfance.

Notre intention n'a pas été d'écrire un traité complet des maladies des enfants, mais de faire connaître, d'une manière sommaire, les maladies auxquelles ils sont le plus fréquemment exposés, leurs causes, leurs symptômes les plus caractéristiques, et les moyens les plus efficaces, soit pour en empêcher le développement, soit pour les combattre lorsqu'elles se sont manifestées.

Nous avons déjà dit que c'est dans les maladies de l'enfance, surtout, que le médecin doit promptement intervenir.

CHAPITRE Ier.

DE L'ICTÈRE DES NOUVEAU-NÉS.

Souvent, du troisième au quatrième jour après la naissance, l'enfant présente une coloration jaune plus ou moins prononcée. Cet accident est très fréquent : Morgagni l'a observé sur ses quinze enfants, Baumes l'attribue à la rétention du *méconium,* et à un lait trop consistant et peu proportionné aux forces digestives. D'après lui, plus le lait de la nourrice serait âgé, plus l'ictère aurait de tendance à se produire, tandis que le lait maternel, que sa composition rend légèrement laxatif, y exposerait moins l'enfant. M. Bouchut n'admet pas l'ictère comme maladie essentielle ; il résulterait d'une inflammation du foie consécutive à l'oblitération de la veine ombilicale. C'est, dans son opinion, le passage de la bile dans le sang qui donne lieu à cette maladie, décrite par lui sous le nom *d'hépatite aiguë.*

L'ictère des nouveau-nés est caractérisé par une couleur jaune verdâtre des téguments et de la conjonctive ; il y a un peu de chaleur à la peau ; les urines ont une couleur analogue à celle de l'enveloppe cutanée. Après six ou huit jours, la coloration jaune commence à disparaître, pour faire place à la teinte rosée, naturelle à l'enfant.

Cette affection est en général légère ; on ne considère même plus aujourd'hui l'ictère que comme un phénomène physiologique, lié à la transition de la vie fœtale à la vie extérieure, et qui ne s'accompagne pas de troubles fonctionnels ; mais il peut présenter une forme grave, *l'ictère malin* (*hépatite maligne*), qui fait succomber promptement les enfants.

Dans la forme légère, les laxatifs, tels que le sirop de rhubarbe composé, les bains quotidiens tièdes, les frictions sèches sur le ventre, sont indiqués, et sont toujours suivis de bons résultats.

Dans la forme grave, les indications sont à peu près les mêmes, mais les résultats bien différents, car l'enfant succombe presque toujours.

CHAPITRE II.

MALADIES QUI ONT POUR CAUSE UN OBSTACLE A LA NUTRITION.

§ Ier. — DES COLIQUES ET DES TRANCHÉES.

Les coliques et les tranchées sont des indispositions très fréquentes chez les enfants au sein, et surtout pendant les premiers mois qui suivent la naissance. Ces tranchées sont dues à la rétention du *méconium,* ou à un lait trop nourrissant, qui, dans ce cas, donne lieu à une constipation souvent opiniâtre.

Un purgatif léger pour l'enfant, un régime convenable pour la nourrice, remédieront à cette indisposition.

Dans un âge un peu plus avancé, la persistance de la constipation et des tranchées dénoterait que le lait de la nourrice n'est pas approprié à l'état des organes digestifs de l'enfant. Il faudra l'examiner de nouveau avec soin.

On aurait tort d'attribuer ces coliques, comme le croient beaucoup de personnes, au régime de la femme pendant la grossesse. Une autre opinion également très répandue, et aussi erronée que la première, fait supposer que l'enfant est tourmenté de coliques, quand la mère n'en a pas eu à la suite de ses couches. Le plus souvent ces tranchées sont occasionnées ou par la qualité, ou par la quantité du lait, chez l'enfant qui tette trop fréquemment.

On reconnaît cette indisposition aux cris continuels de l'enfant, à la tension du ventre, à l'agitation des membres inférieurs ; l'inertie de l'intestin explique ses souffrances, et nécessite l'emploi de moyens appropriés à cet état. Des frictions sur le ventre, avec de l'huile d'amandes douces, chaude, devant un feu qui jette une flamme vive, l'application de serviettes chaudes, calmeront ces coliques. La constipation sera combattue au moyen de lavements émollients, ou de petits cônes préparés avec le savon ou le beurre de cacao, et qui, introduits dans le rectum, provoquent les contractions de l'intestin. Si leur action était insuffisante, les purgatifs deviendraient nécessaires. Le sirop de rhubarbe me paraît préférable à tous les autres, parce qu'il remplit toutes les indications, sans affaiblir la fibre intestinale. Je le considère comme le meilleur purgatif, dans la première enfance. La dose sera de quarante gouttes à une cuillerée à café dans un peu d'eau tiède.

Les bains sont aussi utiles dans certaines circonstances ; ils conviennent surtout dans la constipation entretenue par un état spasmodique, forme signalée par Hoffmann et Tissot, et qui, aggravée par les purgatifs, cède le plus souvent à l'usage des bains tièdes. Les préparations narcotiques employées quelquefois pour combattre la douleur de la tympanite intestinale, demandent beaucoup de prudence et une main exercée. Lorsque les coliques sont suivies de diarrhées, elles réclament l'emploi d'autres moyens que nous aurons à étudier dans un des chapitres suivants.

§ 2. — DES VOMISSEMENTS.

Le vomissement, chez l'enfant à la mamelle, n'est pas toujours un symptôme de maladie, mais un indice d'un allaitement trop abondant. Les nourrices observent que les enfants qui rejettent ainsi *profitent* comme les autres : Bien rendant, bien venant, disent-elles. A cet âge, le vomissement se produit le plus souvent sans fatigue du diaphragme et des muscles abdominaux, et sans irritation de l'estomac. On doit le considérer alors comme un effort heureux de la nature, qui débarrasse l'estomac d'un excès d'aliment.

Il importe de distinguer cette sorte de vomissement, qui n'est pas nuisible aux enfants, du vomissement maladif, qui dénoterait une inflammation de la membrane muqueuse de l'estomac.

Si l'abondance du lait occasionne seule ces vomissements, ou plutôt ces *regorgements*, c'est surtout après ses repas que l'enfant vomira le lait pur, ou avec un commencement de coagulation. Dans ce cas, il suffit de diminuer un peu l'allaitement, pour faire cesser cette indisposition.

Si les vomissements se produisent quelque temps après le repas, si le caillot est dur, si les matières rejetées ont une odeur aigrelette , on doit croire à une *acidité* du suc gastrique , et modifier cet état par la magnésie calcinée, qui agira comme neutralisant.

On fait dissoudre de dix à trente centigrammes de magnésie dans un demi-verre d'eau sucrée tiède , et on l'administre à l'enfant par cuillerée à café.

Il ne faut pas oublier cependant que la coagulation du lait dans l'estomac , est le commencement du travail par lequel il est digéré.

Si le vomissement est accompagné de symptômes qui annoncent une irritation vive de l'estomac , si l'enfant est agité , s'il ne dort pas, si la peau est chaude, et si les matières vomies sont mêlées de glaires ou de bile , c'est là un état maladif qui se lie presque toujours à une inflammation intestinale , et qui demande toute l'attention du médecin.

Il convient aussi de modifier le régime de la mère ou de la nourrice, pour corriger la nature de leur lait, si l'on acquiert la certitude que ses qualités ne sont pas étrangères aux vomissements de l'enfant.

§ 3. — DE LA DIARRHÉE.

La diarrhée dont nous avons à nous occuper particulièrement ici, est la diarrhée des enfants allaités (1). Elle se distingue de la diarrhée inflammatoire *(entérite)* en ce qu'elle résulte de troubles fonctionnels sécrétoires de la muqueuse de l'intestin, sans altération de la membrane; c'est un *catarrhe intestinal.*

C'est ordinairement vers le second ou le troisième mois que cette diarrhée se manifeste; nous ferons observer qu'il ne faut pas considérer comme diarrhée les évacuations nombreuses qui s'observent chez l'enfant, surtout dans les premiers jours qui suivent sa naissance.

Les causes de la diarrhée catarrhale sont très variées; ce sont, dit M. Bouchut, l'état de débilité survenue chez des enfants placés dans des conditions hygiéniques défavorables, nourris sans précaution, qui tettent trop fréquemment, et qui

____

(1) Désignée par M. Bouchut sous le nom de *diarrhée catarrhale et spasmodique*, et par MM. Gendrin et Barrier sous ceux de *diacrise acescente* et *diacrise folliculeuse.*

7*

reçoivent des aliments trop substantiels pour leur âge ; l'état nerveux occasionné par l'action du froid, par les impressions morales personnelles, la peur ou la colère, par la souffrance d'une dentition laborieuse, par la présence des vers intestinaux, par l'influence mystérieuse exercée sur un nourrisson par une mère trop facilement impressionnable, dont les sens sont continuellement agités par des craintes, par des inquiétudes chimériques, et par les diverses impressions morales ou sensuelles ; enfin, par l'influence des fièvres éruptives, qui sont souvent accompagnées de cette variété de diarrhée.

Cette forme s'observe souvent chez les enfants nourris au biberon.

Les symptômes de cette maladie sont assez manifestes. Comme prodromes, on trouve de l'agitation, de l'insomnie, le visage de l'enfant pâlit, les yeux s'excavent, les traits présentent une contraction spasmodique, la bouche est chaude, la langue un peu rouge ; si la diarrhée s'accompagne de vomissements, ce qui se présente souvent, la bouche exhale une odeur acide. L'enfant pâlit chaque fois qu'il a pris le

sein, ses yeux se cachent sous la paupière supérieure, il vomit avec effort des matières caséeuses mêlées à un liquide verdâtre ; peu après,
il éprouve un flux intestinal, accompagné de
cris et de douleurs. La quantité et la nature de
ces selles ont une importance très grande pour
le diagnostic et pour le traitement.

A mesure que l'état maladif fait des progrès,
les selles deviennent plus abondantes et plus li-
quides ; à la couleur jaune foncée habituelle,
succède une nuance plus claire, se rapprochant
de celle du jaune d'œuf ; où elles deviennent
verdâtres, l'homogénéité disparaît, et on trouve,
au milieu des matières, des grumeaux de caséum non digérés ; c'est ce que l'on désigne
sous le nom de *selles panachées ;* en général,
elles dénotent une légère irritation de l'intestin,
et sont d'un pronostic moins favorable que les
selles bien liées et homogènes. — Ces selles
diarrhéiques exhalent souvent une odeur aigre
et acide.

Il arrive quelquefois que les matières qui
étaient primitivement jaunes sont devenues
vertes au contact de l'air, c'est le résultat de la
réaction des urines sur la matière colorante de

la bile contenue dans les déjections ; on n'a donc pas à s'en préoccuper.

Le traitement de cette maladie est subordonné à la nature et à la gravité des symptômes. Lorsque le travail de la dentition donne lieu à cette diarrhée (dite *de dentition*), on croit généralement qu'il y a inconvénient à la supprimer. C'est là un préjugé qui pourrait devenir funeste ; car si l'on ne peut contester, observe M. Trousseau, qu'une diarrhée très modérée semble diminuer la fièvre, ainsi que la fluxion des gencives, cette diarrhée, quand elle dure plus de quatre à cinq jours, ou qu'elle devient un peu forte, demande une attention sérieuse et doit être combattue par des moyens actifs.

Si le lait de la nourrice fatigue l'enfant, il faut la soumettre, comme Rosen le conseille, à l'usage prolongé des absorbants, et particulièrement de la magnésie décarbonatée, afin de modifier la composition de son lait et de diminuer la tendance à l'acidification dans l'estomac de l'enfant.

Les bains tièdes, les frictions huileuses, les cataplasmes sur l'abdomen, le sous-nitrate de bismuth à haute dose, de 1 à 10 grammes, mêlé avec le sirop de gomme ou donné par le rectum, comme le conseillent MM. Lassègue et Trousseau ; les lavements avec l'eau de son, ou l'eau d'amidon, sont les moyens les plus convenables pour arrêter la diarrhée. On a employé aussi avec succès le phosphate de chaux, la magnésie calcinée, et la potion d'Hufeland. Cette dernière préparation m'a souvent réussi ; en voici la formule :

> Poudre d'yeux d'écrevisse. .　50 centig.
> Eau de fenouil. . . . .　30 gr.
> Sirop de rhubarbe. . . . . .　30 gr.

On donne une cuillerée à café toutes les heures, en agitant chaque fois.

La préparation blanche de Sydenham est aussi un excellent médicament ; mais il faut, en général, éviter d'y faire entrer de l'opium. Dans le cas où l'enfant aurait commencé à manger des soupes ou des bouillies, il serait convenable de le remettre à l'usage exclusif du lait de sa nourrice.

Je ne dirai qu'un mot de la diarrhée inflammatoire, ou *entero-colite*, affection très grave, spéciale à l'enfant à la mamelle, dont la présence est souvent liée à celle du muguet.

Billard décrit quatre espèces d'inflammations de la muqueuse gastro-intestinale ; — Valleix , MM. Rilliet et Barthez, ont étudié cette maladie sous les noms d'*entérite* et de *gastro-entérite*.

Cette affection se rencontre à l'état aigu et à l'état chronique. Sous la première forme, et sous le nom d'*entérite-cholériforme*, elle enlève souvent en quelques heures, et surtout dans les hôpitaux, un nombre considérable d'enfants. Les sujets chétifs, mal nourris, élevés au biberon, placés dans de mauvaises conditions hygiéniques, réunis en trop grand nombre dans une même salle (dans les crèches par exemple), et principalement pendant les fortes chaleurs de l'été, sont plus exposés à contracter cette maladie.

Nous avons dit que le muguet la complique souvent ; la plupart des malades présentent aussi un érythème aux cuisses et des ulcérations aux talons et aux malléoles. Le ventre est ballonné, l'amaigrissement très rapide, l'altération des traits profonde. Les selles varient en consistance et en coloration ; elles peuvent être homogènes ou panachées, molles, diffluentes ou séreuses; elles sont jaunes ou vertes, souvent acides, et, en général, très fréquentes.

Le traitement de cette redoutable maladie varie selon les circonstances. On a employé les sangsues, au nombre de une ou deux, à l'anus ; à mes yeux, ce moyen affaiblit trop les jeunes enfants. M. P. Dubois a conseillé les révulsifs cutanés, sous la forme d'un large vésicatoire à l'épigastre. Les révulsifs sur l'intestin sont préférables, et surtout l'ipécacuanha, qui, à petite dose (10 à 40 centigrammes dans du sirop), et employé au début, arrête quelquefois la diarrhée. Le sous-nitrate de bismuth est souvent très utile. Les astringents sont les médicaments les plus usités dans cette maladie. M. Trousseau a conseillé le nitrate d'argent, à la dose de 1 centigramme pour 40 grammes de liquide. M. Bouchut a employé avec succès les lavements de borax, 5 à 10 grammes pour 60 ou 100 grammes de mucilage de gomme adragante.

En Allemagne, on a préconisé les opiacés, et, dans l'opinion d'Hufeland, l'opium est le médicament qui présente le plus de certitude.

Les symptômes m'ont paru être avantageusement modifiés par des bains légèrement synapisés et par les préparations astringentes. Dans tous les cas, l'allaitement doit être diminué, et on ne craindra pas un changement de nourrice si le lait de la première est altéré.

CHAPITRE III.

DE LA DENTITION ; SES IRRÉGULARITÉS ; ACCIDENTS QU'ELLE PEUT PRODUIRE.

La dentition ou la sortie naturelle des dents hors de leurs alvéoles est un des actes de l'accroissement dans l'enfance ; elle se produit plus ou moins tard, selon certaines conditions physiologiques. En général, c'est de six à huit mois qu'apparaissent les deux premières dents. Quelquefois, par exception, l'éruption des dents précède la naissance. Haller en a cité dix-neuf exemples. On sait que Louis XIV vint au monde avec deux incisives, et Mirabeau avec deux grosses molaires. Cette éruption précoce n'est pas toujours le présage d'une meilleure constitution, comme Baudelocque l'a fait remarquer. En général, lorsque la sortie des premières incisives est prématurée, les autres ne se montrent guères qu'à l'époque ordinaire de leur apparition, et souvent plus tard. D'autres fois, et surtout chez les enfants

rachitiques, l'évolution dentaire est tardive;
un certain nombre de dents peut manquer. —
Fox et Sabatier ont constaté l'absence absolue
des dents. — Il existe quelquefois aussi des
dents surnuméraires.

Les dents poussent, en général, par groupes
de deux, presque simultanément, ou à quelques jours d'intervalle.

Le premier groupe, celui des incisives médianes inférieures, se montre le plus souvent
vers l'âge de six ou huit mois.

Ce premier travail est suivi d'un temps
d'arrêt de six semaines ou deux mois, après
lequel apparaissent les dents du second groupe,
incisives médianes supérieures.

Le troisième groupe, formé par les incisives
latérales supérieures, se montre un mois environ après les précédentes. — L'enfant est
âgé alors de dix à quatorze mois; c'est l'époque
du sevrage.

Ce n'est guères que vers l'âge de dix-sept ou
dix-huit mois qu'apparaît le quatrième groupe,
composé des incisives latérales inférieures.

Les quatre petites molaires succèdent en

général aux incisives, et laissent entre elles un intervalle qui sera occupé par les canines, dont l'éruption est plus tardive et plus douloureuse. On pense généralement que la sortie de ces dents, désignées sous le nom *d'œillères* et de *mercières*, est plus dangereuse pour l'enfant que celle des autres dents. — Les secondes petites molaires complètent le nombre des vingt dents qui forment la première dentition ; c'est vers la fin de la seconde année que ce travail est accompli. — Un peu plus tard, vers l'âge de quatre ans, deux nouvelles molaires s'ajoutent à chaque mâchoire ; ce seront, plus tard, les premières grosses molaires ; elles ne tomberont pas comme les autres désignées sous le nom de *dents de lait*.

Les accidents produits par la dentition sont locaux ou généraux : ces derniers sont désignés sous le nom *d'accidents sympathiques*.

1° Les accidents locaux se développent dans la bouche de l'enfant.

Pendant le travail de la dentition, les gen—cives sont rouges et tuméfiées, la salivation abondante (1) ; la douleur est excessive et arrache des cris au petit malade, qui devient impatient et irritable ; il a de la fièvre, de l'insomnie, souvent du coryza, et une toux particulière, sèche et quinteuse. Si l'inflammation de la muqueuse buccale est plus violente., on observe des aphthes et des ulcérations qui peuvent se recouvrir de productions couenneuses ou de plaques gangreneuses.

On combattra ces accidents en touchant la muqueuse buccale avec un pinceau de charpie imbibé de décoction émolliente et mucilagineuse miellée ; on s'abstiendra de préparations opiacées.

On donnera en même temps à l'enfant un morceau de racine de guimauve, une croûte de pain, des figues sèches, substances que les sucs salivaires ramolliront, et bien préférables aux hochets métalliques. — L'enfant sera baigné souvent, même s'il avait de la toux.

(1) Le ptyalisme apparaît dès le troisième ou le quatrième mois, et persiste jusqu'après l'éruption des premières dents ; il reparaît chaque fois que de nouvelles dents veulent se montrer.

Lorsque la tension de la gencive est extrême et que la dent ne peut pas franchir cet obstacle, on a conseillé de faire une incision cruciale, qui opère un débridement. Cette petite opération, très pratiquée en Angleterre, n'est guère en usage parmi nous ; elle est peu douloureuse et peut être souvent utile. Cependant, M. Trousseau nie l'utilité de ce débridement ; il lui reproche même de donner lieu à une cicatrice, que la dent aura plus de peine à traverser que le tissu normal.

2° Les accidents sympathiques produits par la dentition se portent, tantôt du côté des voies digestives, et sont caractérisés par des vomissements et surtout de la diarrhée ; tantôt du côté des centres nerveux, tels que l'assoupissement et les convulsions.

Du côté de l'estomac et de l'intestin, les troubles sympathiques sont généralement peu sérieux ; les vomissements sont momentanés, et la diarrhée n'est qu'un simple flux séreux, sans altération de la muqueuse intestinale ; elle cesse pendant les intervalles de la dentition. Nous avons vu qu'on doit cependant l'arrêter, car elle affaiblirait beaucoup l'enfant ; si les émotions morales vives, la peur ou la colère peuvent provoquer, comme le dit Rosen, la diarrhée chez les enfants, on comprend très bien que la douleur puisse produire un effet analogue ; c'est, alors, une diarrhée nerveuse. Quelquefois, au lieu de provoquer de la diarrhée, le travail de la dentition s'accompagne d'une constipation opiniâtre, ce qui prédispose davantage les enfants aux accidents convulsifs ; dans ce cas, les purgatifs, les bains tièdes, auront une grande utilité, et doivent être continués jusqu'à la cessation complète de la constipation.

Du côté des centres nerveux, les accidents sympathiques peuvent revêtir un caractère de gravité, qui tient à la susceptibilité nerveuse déterminée par la douleur du travail de la dentition ; la loi : *Ubi stimulus, ibi fluxus,* reçoit, dans ce cas, son application. Que ces effets soient produits par une névrose, une congestion active de l'encéphale, ou par une névralgie particulière, ils donnent quelquefois lieu à des convulsions éclamptiformes, qui ne diffèrent pas de l'éclampsie, que nous aurons l'occasion d'étudier plus tard. M. Trousseau dit avoir observé que les convulsions étaient aussi fréquentes chez les enfants atteints de diarrhée, que chez ceux qui ne l'étaient pas.

Les éruptions du visage, de nature *eczémateuse* ou *impétigineuse*, désignées sous le nom de *feux de dents*, ne se rattachent pas d'une manière aussi directe au travail de la dentition; c'est plutôt une coïncidence. M. Richard, de Nancy, a signalé les ophthalmies et le strabisme, état convulsif partiel, comme se manifestant surtout pendant la sortie des canines supérieures.

Seconde dentition.—Elle comprend la chute des vingt premières dents, dites *dents de lait,* et leur remplacement par des dents secondaires. C'est vers l'âge de sept ans que ce second travail s'opère; il n'amène pas de troubles sympathiques, si ce n'est quelquefois des *névralgies dentaires* faciales, et une toux très rebelle se rapprochant de celle de la coqueluche. Les dents de lait sont remplacées dans l'ordre où elles s'étaient montrées la première fois. A la place de la première grosse molaire, il s'en développe deux, qui seront les petites molaires ; et vers neuf ans, deux nouvelles molaires naissent au delà des premières molaires fixes : ce qui porte le nombre des dents à vingt-huit. Ce n'est que beaucoup plus tard (de 25 à 30 ans), que les deux dernières molaires, ou dents de sagesse, se développent à chaque mâchoire.

Au nombre des maladies qui sont particulières au premier âge, nous signalerons le *muguet* et le *sclérème,* maladies pour la description détaillée desquelles nous renverrons aux traités généraux.

Ces deux maladies, en effet, quoique très fréquentes dans l'enfance, ne s'observent guères qu'au milieu de conditions hygiéniques défavorables, auxquelles les enfants sont généralement soustraits, et dans les hôpitaux. Depuis dix ans, je n'ai encore eu l'occasion d'observer en ville qu'une seule fois le muguet et deux fois le sclérème.

Du Muguet.

Cette maladie, désignée aussi sous le nom de

millet ou de *blanchet*, est produite par le développement sur la membrane muqueuse de la bouche, de petits points blancs, d'apparence caséiforme, qui sont de véritables moisissures microscopiques *(oïdium albicans)*.

Cette maladie est endémique dans les crèches. Aussi, à Bordeaux, du 1er septembre 1855 au 1er septembre 1856, sur 380 enfants admis, 350 ont eu le muguet. Cette proportion est moins considérable aujourd'hui, depuis l'assainissement de la salle. A Marseille, sur 547 enfants entrés dans une année, M. Seux a observé 402 cas de cette maladie.

Les conditions de santé m'ont paru avoir peu d'influence sur le développement de cette maladie. Dans un travail sur le muguet, je l'ai distingué en muguet simple, discret ou confluent, et muguet avec entérite.

Le muguet simple, discret ou confluent, est le plus souvent une affection légère, qui guérit par des moyens simples, au nombre desquels les plus efficaces sont : les bains tièdes et les collutoires émollients et miellés, que l'on promène dans la bouche avec un pinceau de charpie. J'ai observé que les collutoires astringents ne convenaient pas à cette maladie, et augmentaient l'irritation de l'estomac et de l'intestin. Le muguet avec entérite est une affection plus grave, qui compromet souvent la vie des enfants, et qui se présente avec tous les symptômes assignés à l'inflammation gastro-intestinale. Le traitement est le même que celui de cette dernière affection ; les collutoires émollients sont aussi nécessaires.

Du Sclérème, ou endurcissement du tissu cellulaire.

Le sclérème est une maladie qui reconnaît pour cause une alimentation insuffisante, et surtout le froid, qui oppose un obstacle à la circulation des capillaires de la peau. C'est dans les premiers jours qui suivent la naissance que cette affection se déclare sur les enfants faibles, chétifs et ayant souffert. La peau devient froide et le tissu cellulaire s'endurcit, souvent l'œdème des pieds et des mains accompagne cet état. La peau conserve l'impression des langes qui servent à vêtir l'enfant. Le cri est faible, caractéristique, et le petit malade ne prend le sein que difficilement. Le sclérème partiel guérit quelquefois ; mais quand il est général, il est constamment mortel.

Les moyens conseillés ont consisté surtout, d'après M. Pastorella, dans les frictions sur le corps, avec 4 grammes d'onguent napolitain, suivies d'un bain tiède. M. Legroux dit avoir obtenu de bons résultats du massage. Ce traitement ne nous a guères réussi ; il en a été de même des bains de vapeur employés par M. Baron.

LIVRE II.

MALADIES DE LA PREMIÈRE ET DE LA DEUXIÈME ENFANCE.

CHAPITRE Ier.

DE LA COQUELUCHE.

On désigne sous ce nom une maladie épidémique et contagieuse, caractérisée par une toux convulsive, revenant par quintes plus ou moins prolongées. Les secousses de la toux sont produites par des mouvements d'expiration bruyante, brusques et saccadés, suivis d'une inspiration longue, pénible et sifflante, désignée sous le nom de *reprise*.

La coqueluche est une névrose siégeant dans la muqueuse bronchique, et compliquée, dans la plupart des cas, d'un état inflammatoire et catarrhal des bronches, ce qui a permis de distinguer trois formes dans cette maladie : une forme nerveuse, une forme catarrhale, et une forme inflammatoire.

La coqueluche est surtout une maladie de l'enfance ; le premier âge n'en est pas à l'abri ; sur trente-trois enfants observés par M. Bouchut, et atteints de cette maladie, six avaient moins de deux mois. et trois n'avaient qu'un mois. Elle est plus fréquente chez les filles que chez les garçons ; et chez les enfants lymphatiques et nerveux, que chez ceux d'un tempérament sanguin.

On ne saurait douter de sa nature contagieuse, malgré l'opinion de Stoll, Laennec et Billard ; les faits publiés par MM. Rostan, Blache et Guersant, et l'observation de tous les jours, démontrent cette vérité.

On distingue dans la coqueluche trois périodes bien distinctes :

1° La première période, période *catarrhale*, *inflammatoire*, ne se distingue en rien d'un rhume ordinaire, ou d'un catarrhe bronchique, la toux est sèche, fréquente, mais sans reprise ; on pourrait croire au début d'une fièvre éruptive : elle dure de huit à quinze jours.

2° Dans la seconde période, période *convulsive, spasmodique, nerveuse,* la toux change de caractère, et devient convulsive et quinteuse ; c'est la période la plus fatigante. Lorsque les crises de toux sont très fréquentes, le visage se gonfle, devient rouge ; les yeux sont larmoyants, et les accidents peuvent être portés jusqu'à la suffocation et jusqu'à la perte de connaissance. Les vomissements se montrent fréquemment dans cette période ; ils sont formés de matières alimentaires, et, à leur défaut, de mucosités glaireuses, filantes, incolores ; ils terminent souvent la crise. L'enfant pressent l'arrivée des accès, et témoigne son appréhension. Dans l'intervalle des crises, le malade conserve de l'appétit, de la gaîté ; il n'a pas de fièvre. Cette période est de trois à six semaines.

3° La période de *déclin,* ou troisième période, dure de quinze jours à plusieurs mois ; la toux perd de sa fréquence et de son intensité ; les crises s'éloignent et fatiguent moins les enfants ; l'inspiration est plus facile, le sifflement aigu et caractéristique qui terminait chaque quinte, s'affaiblit et disparaît; les vomissements cessent.

Telle est la marche ordinaire de la coqueluche. M. Trousseau a observé que plus les prodromes étaient courts, moins la maladie était longue et intense.

Les saisons, la constitution épidémique, l'âge des malades peuvent modifier cette marche ordinaire.

Cette affection peut être compliquée de plusieurs maladies : d'accidents nerveux, de mouvements convulsifs, sous la forme d'éclampsie; cette complication est très grave. La pneumonie lobulaire est une complication assez fréquente de la coqueluche et est déterminée par l'état inflammatoire et catarrhal des bronches. Rosen a observé des fièvres intermittentes concurremment avec la coqueluche.

La coqueluche peut-elle récidiver? La plupart des auteurs le nient. M. Blache a cité cependant, en faveur de cette opinion, des exemples concluants.

Le traitement de cette maladie change avec ses périodes ; les moyens thérapeutiques doivent être très variés. Les soins hygiéniques sont très importants, et le plus essentiel est de renouveler l'air des petits malades. En cas d'épidémie, on isolera les enfants ; c'est là le seul moyen préservatif.

Au début, les boissons émollientes et mucilagineuses édulcorées avec le sirop de gomme, le sirop d'ipécacuanha, donné à dose vomitive, des pédiluves synapisés, salins, suffiront presque toujours. L'opium, préconisé par Stoll, doit être employé avec ménagement, selon le conseil de Brachet. Les émissions sanguines seront proscrites, à moins d'indications particulières.

Dans la période convulsive, on a recours aux préparations anti-spasmodiques, à la belladone, recommandée par Hufeland ; on peut l'associer à l'extrait d'opium et à la valériane, comme l'a fait M. Trousseau. A dose élevée, elle produit souvent une éruption d'un rouge vif, semblable à la scarlatine.

L'extrait de ciguë, vanté par Storck, n'a pas l'influence qu'il lui a attribuée ; M. Guersant l'a employé, mêlé à la belladone et à l'oxyde de zinc, par parties égales. La cochenille, si usitée en Angleterre, nous a paru produire de bons effets dans quelques cas; la formule suivante est la plus convenable :

    Cochenille..................... 1 gramme.
    Carbonate de potasse....... 1   »
    Sucre 15   »
    Eau chaude.................. 80   »

. Donner par cuillerées à café, trois ou quatre dans la journée. (Bouchut.)

Nous employons habituellement, pendant cette période, la potion suivante :

    Sirop d'éther................. 15 grammes.
    Sirop de belladone.......... 15   »
    Sirop de fleurs d'oranger.. 30   »
    Eau de valériane............ 40   »
    Eau de tilleul................. 60   »

A prendre par cuillerée à café toutes les heures, et surtout à un moment rapproché des crises.

Pendant l'accès, l'enfant sera soutenu sur son séant. M. Guersant a vu mourir de suffocation un enfant qu'on avait laissé couché sur le dos.

Laennec assure que si l'on peut parvenir à

faire boire le malade à petits coups, pendant la quinte, on en abrége sensiblement l'intensité et la durée.

Lorsque la coqueluche est simple, sans complication phlegmasique, les bains tièdes pourront être employés avec succès.

Dans la troisième période, les évacuants sont souvent nécessaires ; il conviendra alors de fortifier l'enfant par des médicaments toniques, tels que le sirop de quinquina, et par un régime analeptique. Le changement d'air achève souvent la guérison.

CHAPITRE II.

DU CROUP.

Le croup est la plus cruelle des maladies de l'enfance, et celle dont le nom inspire le plus d'effroi.

C'est une inflammation spécifique de la muqueuse du larynx, avec production d'une couche fibrineuse appelée *fausse membrane (laryngite pseudo-membraneuse)*.

Le croup est plus fréquent dans les pays froids et humides ; il se montre de préférence dans l'enfance, et plutôt chez les garçons que chez les filles. Les enfants à la mamelle n'en sont pas à l'abri : Billard et M. Trousseau l'ont observé à cet âge.

Le croup peut récidiver, quoique ces faits soient rares. M. P. Guersant a opéré le même enfant deux fois dans l'intervalle de deux ans.

Cette maladie se présente généralement à

l'état sporadique, mais elle règne souvent d'une manière épidémique ; alors, elle revêt un caractère de gravité beaucoup plus grand ; elle semble être un empoisonnement général qui se manifeste par la production de fausses membranes.

Je crois le croup contagieux ; il est de la nature de l'angine couenneuse, à laquelle il succède souvent, et dont les observations de MM. Bretonneau et Trousseau ont démontré le caractère contagieux.

On peut diviser les symptômes du croup en trois périodes.

Dans la première, qui passe souvent inaperçue, l'enfant a de la toux et de l'enrouement ; il se plaint de mal à la gorge ; le pharynx et les amygdales sont d'un rouge intense ; de fausses membranes blanchâtres commencent bientôt à tapisser les amygdales et les piliers postérieurs du voile du palais. Comme l'a observé M. Gendron, à mesure qu'elles se déposent, la douleur diminue, ce que malheureusement on considère presque toujours comme une amélioration survenue ; la fièvre est légère.

Lorsque le larynx est envahi, la *seconde période* commence, et les symptômes généraux se manifestent. La fièvre devient plus intense ; la toux est rauque et sifflante, la voix éteinte, la respiration anxieuse et sifflante.

La *nature* et le *timbre* de la toux sont caractéristiques ; elle est rauque, sonore, semblable au *cri* d'un coq ou à l'*aboiement* d'un jeune chien. D'autres fois, et lorsque les fausses membranes sont plus profondes, elle est sourde et éteinte, ainsi que la voix.

Le visage de l'enfant est pâle, les yeux sont cernés, les lèvres rouges et congestionnées ; l'expectoration est souvent nulle. Dans d'autres cas, l'enfant vomit des matières glaireuses ou des fragments de fausses membranes. Cette période ne dure que vingt-quatre ou quarante-huit heures ; elle est suivie de la troisième, désignée sous le nom de *période asphyxique*.

Alors, la toux et la voix sont complètement éteintes ; la respiration est très anxieuse, et le sifflement laryngo-trachéal s'entend à distance. La prostration des forces est complète. Le visage est bleuâtre, les yeux sont brillants, les

pupilles contractées, les lèvres violacées. L'assoupissement est presque continuel, et n'est
interrompu que par les angoisses de la suffocation. — Au moment des crises, l'enfant se
lève avec effort ; ses yeux suppliants implorent
le secours des personnes qui l'entourent, et
dans les bras desquels il vient chercher un
appui.

Tous ces symptômes sont produits par l'asphyxie plus ou moins prompte que détermine
le rétrécissement du larynx obstrué par la production membraneuse. L'enfant succombe donc
à l'asphyxie dans la plupart des cas. Si, au contraire, la terminaison doit être favorable, les
symptômes perdent peu à peu de leur intensité.

On confond souvent le croup vrai avec la
laryngite striduleuse ou faux croup, affection
nerveuse du larynx d'une gravité moindre.

Dans la laryngite striduleuse comme dans le
croup, la toux est rauque, sifflante, très sonore ;
la gêne de la respiration excessive. L'invasion
de cette toux est subite, sans prodromes ; elle
a lieu le plus souvent au milieu de la nuit. L'accès dure deux ou trois heures, cesse tout à

coup pour se reproduire, en s'affaiblissant les nuits suivantes. Dans le croup, au contraire, les accidents suivent une progression croissante.

Quoi qu'il en soit, lorsqu'un enfant présentera la nature de toux signalée plus haut, avec extinction de voix, respiration bruyante et sifflante, lors même que l'invasion de cette toux serait subite, il serait important de réclamer des secours éclairés, car le pronostic du croup, abandonné à lui-même, est presque toujours fatal.

Si le froid et les transitions subites de température sont une des causes déterminantes de cette cruelle maladie, il faut y soustraire les enfants; ne pas les laisser trop tard sur les promenades et dans les jardins, les vêtir toujours convenablement, et ne pas leur découvrir, dans une saison encore rigoureuse, le cou, les bras et la poitrine; car, dit avec raison M. Richard, de Nancy, le changement subit de notre atmosphère, le premier souffle d'un vent froid, préparent à l'orgueil maternel d'amers repentirs...

Le traitement du croup est d'abord médical, tant que les moyens thérapeutiques paraissent combattre avec succès les progrès de la maladie;

il devient chirurgical lorsque la médication est reconnue impuissante.

La première indication qui se présente lorsque l'enfant a une toux rauque, sonore, la respiration sibilante, est de le faire vomir. La poudre d'ipécacuanha, à la dose de 20 à 80 centigrammes, selon l'âge, et l'émétique, à la dose de 5 centigrammes (1 grain), dissous dans un verre d'eau, sont les moyens préférables. On délaie la poudre d'ipécacuanha dans un peu d'eau sucrée, et on fait prendre le mélange par petites quantités à la fois; il en sera de même pour l'eau émétisée.

Le sirop d'ipécacuanha est aussi un excellent médicament, mais d'un effet moins certain.

Il ne faut pas se préoccuper, au début, de savoir si l'on a affaire à un croup véritable ou à une laryngite striduleuse. Dans le cas où l'enfant ne serait atteint que de cette dernière affection, il n'y aurait aucun danger à provoquer des vomissements, et l'expectation pourrait avoir des résultats fâcheux, et permettre à la fausse membrane de se développer si le croup est véritable. Cette médication sera continuée avec énergie jusqu'à l'expulsion des fausses membranes. Je conseillerai, surtout à la campagne, d'avoir toujours chez soi 1 ou 2 grains d'émétique pour conjurer les premiers symptômes.

Le chlorate de potasse, qui a la propriété de dissoudre les fausses membranes, a été employé en potion à la dose de 2 à 4 grammes.

La cautérisation des amygdales et du pharynx, soit avec une solution concentrée d'azotate d'argent, soit avec les acides nitrique ou chlorhydrique étendus, soit avec le perchlorure de fer liquide, a été très usitée dans ces derniers temps. M. le Dr Loizeau, de Montmartre, a préconisé la cautérisation du larynx par une méthode qui lui appartient, et qui, entre ses mains, a produit des effets très avantageux.

Les révulsifs cutanés, tels que les synapismes, les bains de pieds, et, dans les cas très graves, les vésicatoires aux membres inférieurs, sont aussi indiqués.

L'emploi combiné de ces moyens peut suffire, si on y a recours dès le début, pour arrêter les progrès du mal. J'ai été assez heureux pour réussir de cette manière chez un enfant de Mme la comtesse de B... et chez un de mes enfants.

On a préconisé les émissions sanguines ; elles

réussissent rarement, car on n'a pas affaire dans
ce cas à une maladie inflammatoire franche ,
mais à une inflammation spécifique. Les sangsues au cou ont été employées au nombre de
trois ou quatre : leur application peut entraîner
quelques inconvénients ; la position qu'est
obligé de garder le malade , et la difficulté d'arrêter l'écoulement du sang, doivent rendre très
circonspect dans l'emploi de ce moyen.

La médication altérante (les mercuriaux surtout) a joui d'une grande réputation , et a été
conseillée par MM. Bretonneau, Trousseau,
Guersant, Blache , qui ont obtenu de son emploi de bons résultats. Elle consiste en frictions
mercurielles , faites matin et soir sur le cou, la
poitrine ou les aisselles, et dans l'administration
du calomel, à la dose de 5 à 20 centigrammes
par jour.

Le traitement chirurgical commence lorsqu'il
est bien constaté que le mal a résisté à l'emploi des remèdes, que le croup est bien confirmé, et que les accidents compromettent la
vie du sujet.

A quelle époque donc doit-on pratiquer la trachéotomie? La discussion récente soulevée au sein de l'Académie de médecine a éclairé cette question, et a prouvé que si l'on ne devait pas pratiquer trop tôt cette opération, il ne fallait pas non plus attendre que la maladie fût trop avancée. Si, en effet, la période asphyxique a marché trop rapidement, un accès de suffocation peut enlever le malade, et la trachéotomie sera pratiquée sans succès. Le moment fixé sera la fin de la deuxième période ou le commencement de la troisième, avant que les fausses membranes aient envahi les bronches et que les forces du malade soient épuisées.

Si la trachéotomie ne réussit pas toujours, c'est que, d'une part, on opère le plus souvent trop tard, lorsque le malade est déjà voué à une mort certaine, et que, d'un autre côté, la marche de la maladie, par la nature spéciale qu'elle présente, n'est pas toujours arrêtée par l'opération. D'après les statistiques publiées sur les résultats de la trachéotomie, le quart ou le cinquième des opérés guérissent.

C'est aux efforts persévérants de MM. Bretonneau et Trousseau que la thérapeutique du croup est redevable de ce précieux moyen de guérison.

Il ne nous appartient pas ici de faire connaître le procédé opératoire, les accidents qui peuvent se produire pendant l'opération et les soins consécutifs qu'elle réclame.

Il suffit qu'on soit bien convaincu que lorsque la trachéotomie est proposée, la famille doit accéder à ce désir, car ce moyen héroïque est alors la seule ressource qui nous reste pour conserver la vie des malades qui sont confiés à nos soins.

Dans la convalescence, le régime de l'enfant sera nutritif; on réparera ses forces par des médicaments toniques, plus particulièrement le quinquina en sirop ou en infusion; les bains aromatiques et les bains sulfureux seront utiles dans beaucoup de circonstances.

CHAPITRE III.

DE LA PNEUMONIE.

La pneumonie ou *fluxion de poitrine* est l'inflammation du tissu pulmonaire. — Les caractères de cette maladie diffèrent selon la forme qu'elle affecte et selon l'âge auquel on l'observe. — Chez les enfants à la mamelle, elle est le plus souvent *primitive,* franche et simple, occupant plutôt la base du poumon que le sommet, et siégeant plus fréquemment dans le poumon droit ; — c'est la pneumonie lobaire.

D'autres fois, l'inflammation est consécutive à une maladie des bronches et se propage aux *lobules* pulmonaires, — c'est la *pneumonie lobulaire,* consécutive et secondaire. — Cette forme est surtout fréquente dans la seconde enfance et à la suite des fièvres éruptives, la rougeole en particulier. — Elle est presque toujours double.

On l'a divisée en deux variétés : la pneumonie lobulaire *discrète*, et la pneumonie lobulaire *confluente*; cette dernière est confondue souvent avec la pneumonie lobaire.

La pneumonie des enfants à la mamelle est d'autant plus fréquente, qu'on se rapproche davantage du moment de la naissance. — La généralité des enfants qui succombent aux Enfants-Trouvés, offre, d'après Valleix, l'hépatisation du poumon. — Quant à la fréquence relative des deux formes de la pneumonie, sur cent trente-neuf cas observés par Valleix, chez des enfants au-dessous d'un an, il n'a trouvé que trente-et-une observations de pneumonie lobulaire, à peu près un cinquième. Plus tard, de un à quinze ans, c'est la proportion inverse qui a lieu.

L'inflammation du parenchyme pulmonaire présente trois degrés dont on peut suivre surtout le développement dans les formes lobaire et lobulaire confluentes : C'est, d'abord, l'*engouement pulmonaire;* le second degré est constitué par l'*hépatisation rouge;* le tissu pulmonaire est dense et imperméable à l'air.

Dans le troisième degré., désigné sous le nom d'*hépatisation grise,* le parenchyme du poumon se ramollit et le pus se forme. Valleix a observé que, chez l'enfant nouveau-né., la suppuration ne se produisait pas toujours, et que le poumon restait *induré* et imperméable.

La pneumonie des enfants s'observe plus souvent en hiver qu'en été ; et, tandis que la forme lobaire est plus fréquente chez les garçons, le sexe ne paraît pas avoir d'influence marquée sur le développement de la pneumonie lobulaire.

Les symptômes diffèrent selon que la pneumonie est primitive ou secondaire. — Dans la pneumonie lobaire, qui apparaît souvent d'emblée chez un enfant très bien portant la veille, les symptômes sont plus manifestes que dans la pneumonie lobulaire ; le catarrhe bronchique qui précède presque toujours cette forme de l'inflammation pulmonaire, donnant lieu à des manifestations morbides qui se confondent avec celles de la pneumonie.

Les signes physiques fournis par la percussion

et par l'auscultation, n'ont pas chez l'enfant la même valeur que chez l'adulte.

La résonnance du thorax est moins prononcée dans le premier âge que plus tard, et la dissémination de l'élément inflammatoire dans le tissu pulmonaire, rend la matité plus incertaine dans la pneumonie lobulaire discrète. — La percussion n'offrira de signes bien manifestes que dans la pneumonie lobulaire confluente, et surtout dans la variété que M. de la Berge désigne sous le nom de pneumonie *lobulaire marginale*, et dans la pneumonie lobaire.

Les conditions de la respiration dans le premier âge, font que les résultats de l'auscultation ne sont pas toujours très certains.

Le murmure respiratoire est plus prononcé chez l'enfant, et Laennec l'a désigné sous le nom de *respiration puérile;* — la respiration est dure et se rapproche du *souffle;* le bruit expiratoire est souvent nul; M. Becquerel a décrit cette modification en disant que les enfants, et surtout les plus jeunes, ont souvent une manière de respirer qu'on ne peut changer, et qui s'oppose singulièrement à ce qu'on tire tout le parti possible de l'auscultation. En effet, une fois que l'inspiration s'est accomplie, ils s'arrêtent brusquement ; on n'entend rien pendant le temps de l'expiration, puis l'inspiration recommence.

Les divers râles, correspondant à chacune des périodes de la maladie, seront mieux appréciés. — Dans la pneumonie lobulaire discrète, forme dans laquelle les signes physiques sont le plus difficilement perçus, les râles *muqueux* et *sous-crépitants* s'entendent dans les deux côtés de la poitrine, et existent dans les deux temps de la respiration. Le râle *crépitant* n'existe que rarement dans les pneumonies de la première enfance, et quand il existe, il est difficilement perçu.

Dans la pneumonie confluente au second degré, on entend le *souffle tubaire* et la *respiration bronchique,* perçus dans les deux temps de la respiration ; ces signes sont plus manifestes dans l'expiration.

La *bronchophonie*, ou le retentissement exagéré de la voix ou du cri, coïncide avec la respiration bronchique ; son *exagération* seule peut être considérée comme un signe de maladie, car on ne doit pas oublier que la *bron-chophonie* est en quelque sorte normale chez l'enfant.

La *vibration des parois thoraciques*, dit M. Bouchut, est un phénomène important qui se produit en même temps que les bruits de l'intérieur de la poitrine. — La main appliquée sur les côtes du thorax perçoit le râle muqueux et sous-crépitant qui se produit dans sa profondeur. Le cri principalement, ainsi que l'a indiqué Hourmann, transmet aux parois thoraciques une vibration dont la force est en rapport avec le degré d'hépatisation du poumon.

Comme symptômes généraux, on trouve la pâleur du visage, une toux continuelle, souvent quinteuse, et une accélération dans les mouvements de la respiration, qui peuvent s'élever jusqu'à soixante par minute : c'est la *respiration haletante.*

« La perturbation des mouvements respiratoires n'existe qu'à une époque plus avancée de la maladie ; dans ce cas, l'anxiété est peinte sur la face, dont les muscles inspirateurs sont en jeu. Les narines se relèvent à chaque inspiration, et la bouche reste béante. Quand la gêne respiratoire est extrême, alors les muscles des lèvres se contractent à leur tour, les commissures sont entraînées en dehors et en bas. Ce signe est du plus mauvais augure, car on ne l'observe que dans les derniers moments. La respiration est intervertie dans son rhythme : elle commence par un mouvement actif et brusque d'expiration gémissante et saccadée, suivie d'une inspiration passive. Chaque aspiration est accompagnée du resserrement latéral de la base du thorax, de l'énorme saillie du ventre et de la dépression sous-claviculaire et sternale. » M. Bouchut donne à l'ensemble de ces phénomènes le nom de *respiration expiratrice*.

Le gonflement des veines de la main, et l'œdème des pieds, conséquences d'une gêne respiratoire excessive, sont, d'après M. Trousseau, un symptôme mortel.

La *douleur de côté,* si prononcée dans la pneumonie de l'adulte, fait défaut chez l'enfant du premier âge; il en est de même de l'*expectoration sanguinolente,* que Valleix a cependant constatée chez le nouveau-né.

La réaction fébrile qui accompagne la pneumonie n'est pas continue ; on observe des exacerbations et des rémissions très marquées, surtout le soir ; — l'accélération du pouls est considérable ; M. Trousseau a pu compter jusqu'à 220 pulsations.

Le pronostic de la pneumonie est grave, surtout dans les hôpitaux d'enfants, où les conditions hygiéniques ne sont pas favorables. Sur 128 enfants nouveau-nés de l'hôpital des Enfants-Trouvés, Valleix et M. Vernois indiquent 127 décès. A l'hôpital Necker, sur 55 enfants, jusqu'à 2 ans, M. Bouchut a trouvé 33 morts. De 2 à 15 ans, M. Barrier constate 48 décès sur 61 malades. La pneumonie lobaire est moins fréquemment suivie d'une terminaison funeste.

Le traitement de cette maladie est subordonné à sa forme, à l'âge et à la force de l'enfant. Une médication énergique et révulsive peut suspendre la marche des accidents, à une période peu avancée.

Billard, Valleix et M. Trousseau, ont pratiqué la saignée générale. Ce moyen est peu employé chez les très jeunes enfants, en raison de la faiblesse qu'il peut déterminer ; on lui préfère les saignées locales; on applique alors une ou deux sangsues à la base de la poitrine ou aux membres inférieurs. Dans un âge plus avancé, les sangsues sur le côté malade ou les ventouses scarifiées sont souvent très utiles.

Les vomitifs, et surtout l'ipécacuanha en poudre ou en sirop, ont une efficacité incontestable. Il faut en répéter assez souvent l'usage. L'émétique, administré d'après la méthode de Rasori, convient dans beaucoup de circonstances; on le donne en potion, à la dose de 1 à 5 centigrammes, selon l'âge, à prendre par cuillerées à café, toutes les deux heures. La tolérance du médicament s'établit le plus souvent; dans le cas contraire, après les premiers vomissements, on en suspend momentanément l'emploi.

J'ai associé souvent l'ipécacuanha en poudre, ou le tartre stibié, à la dose indiquée précédemment, avec de larges vésicatoires sur la partie antérieure de la poitrine, et cette médication m'a presque toujours réussi chez les très jeunes enfants, surtout au début de la pneumonie.

L'oxyde blanc d'antimoine et le kermès peuvent être plus tard, lorsque la maladie est en voie de résolution, employés avec succès. Je prescris alors fréquemment la potion suivante :

Kermès.	0,02 à 0,05 centigr.
Sirop d'ipécacuanha. . .	5 grammes.
Sirop de lactucarium. .	5 »
Sirop de fleurs d'oranger.	30 »
Eau de tilleul.	80 »

Potion à prendre par cuillerée à café ; lorsqu'elle produit un effet vomitif, on en éloigne les doses.

Le petit malade sera tenu chaudement ; s'il est encore au sein, il importe de le lever souvent, car le décubitus dorsal trop prolongé favoriserait l'extension de la phlegmasie. On lui fait boire des tisanes émollientes, chaudes, édulcorées avec des sirops calmants, du lait coupé ; l'alimentation sera diminuée et réglée d'après l'état du tube digestif.

CHAPITRE IV.

DES VERS INTESTINAUX.

Dans l'opinion de beaucoup de personnes, la plupart des indispositions des enfants, leurs maladies graves et surtout les convulsions, sont attribuées à la présence des vers dans l'intestin. Cette croyance est tellement enracinée, qu'il est difficile de la détruire. Si l'influence vermineuse ne produit pas toutes les maladies qu'on lui attribue, il ne faut pas non plus, comme le font certains médecins, à Paris surtout, nier les accidents déterminés par cette cause. M. Bouchut fait observer avec raison que les maladies vermineuses sont comme les fièvres intermittentes, qu'elles se développent dans certaines localités et pas ailleurs, qu'elles présentent là des caractères qu'on ne retrouve nulle part ; nouvelle analogie avec les fièvres marécageuses. Est-ce qu'on étudie, dit-il, la fièvre intermittente à Paris ? On ne peut y étudier davantage les accidents vermineux qui se présentent dans toute leur gravité en Suède, en Allemagne, en Hollande, en Suisse, et dans quelques autres départements de l'ouest et du midi de la France. M. Trousseau, dans l'espace de seize ans, n'a pas rencontré un seul enfant de Paris présentant des accidents vermineux.

Le tempérament lymphatique, une constitution maladive, le défaut d'air et d'exercice, l'usage des fruits, des légumes, du lait, des farineux, y prédisposent. Les enfants soumis à un régime animal et qui sont bien portants, y sont, par contre, moins sujets.

C'est surtout dans nos campagnes, où la nourriture se compose exclusivement de lait, de légumes farineux et de fruits, que l'affection vermineuse est fréquente. Au nombre des causes pouvant favoriser la multiplication des helminthes, M. Gintrac signale le séjour dans des localités malsaines et le froid humide. Les enfants de l'hospice de Bordeaux, presque tous élevés à la campagne et mal nourris, présentent, en grand nombre, la diathèse vermineuse. On rencontre chez les enfants trois espèces de vers : l'*ascaride lombricoïde*, l'*oxyure vermiculaire* et le *ténia.* Les premiers sont communs et le dernier ne se rencontre que rarement.

1° ASCARIDES LOMBRICOÏDES (LOMBRICS).

Les ascarides lombricoïdes sont des vers longs de 20 à 40 centimètres, dont la grosseur est de 4 à 6 millimètres; leur corps est cylindrique, aminci vers les deux extrémités; ils ressemblent beaucoup aux lombrics terrestres. On les rencontre ordinairement dans l'intestin grêle, très fréquents dans la seconde enfance. Hippocrate, Brendel, en ont trouvé chez des enfants qui n'étaient pas à terme. M. Cuillé, interne de l'hospice des enfants, m'en a montré quatre dans l'intestin d'un enfant de huit mois, élevé au biberon, et qui avait succombé à une attaque couvulsive.

Les signes auxquels on reconnaît la présence des ascarides ne sont pas constants. Ce sont surtout : l'acidité de l'haleine; la perte de l'appétit ou un appétit irrégulier; le visage est pâle, bouffi; les yeux entourés d'un cercle bleuâtre; les pupilles sont dilatées; le nez est le siége de démangeaisons fréquentes; la langue est blan—

che ; la mollesse des chairs et l'amaigrissement sont souvent très prononcés. Les enfants sont tourmentés quelquefois par une toux sèche et gutturale. Rosen a observé qu'ils se couchent volontiers sur l'estomac ; ils ont quelquefois des coliques sourdes, et rendent des matières glaireuses ou sanguinolentes. Les coliques vermineuses ont une invasion brusque, inattendue ; elles sont très douloureuses, et se dissipent aussi vite qu'elles se sont produites ; la continuité et la gravité des troubles digestifs peut développer une fièvre, dite *fièvre vermineuse* par beaucoup d'auteurs ; les urines sont blanches, laiteuses ; le sommeil est agité et accompagné de grincements de dents. En général, les enfants atteints de diathèse vermineuse sont paresseux et d'humeur inégale.

Les accidents produits par la présence des ascarides ne sauraient être révoqués en doute ; on a signalé la surdité et la cécité passagères. La perforation de l'intestin, niée par beaucoup de médecins, a été observée par d'autres ; Moudière en a cité plusieurs exemples, et moi-même j'ai pu la constater chez un malade, qui suc-

comba à une péritonite provoquée par une perforation intestinale, et à l'autopsie duquel nous
trouvâmes un ascaride lombricoïde dans la cavité péritonéale, et vingt-quatre autres disséminés dans l'intestin grêle. Il n'y avait chez cet
enfant aucune lésion tuberculeuse, ni d'altération des tuniques intestinales pouvant expliquer
cette perforation.

Les convulsions peuvent reconnaître pour
cause une diathèse vermineuse ; on en a signalé
plusieurs exemples. M. Guersant en a observé
un cas, et dernièrement, à l'hospice, une petite
fille de cinq ans, arrivant de la campagne, avec
des attaques fréquentes (quatre à cinq par jour)
d'éclampsie épileptiforme, en a été complètement guérie après l'expulsion de nombreux ascarides. N'était-ce là qu'une coïncidence, et le
changement d'air et le régime ont-ils seuls déterminé la guérison ? Ce qui est certain, c'est
que, depuis deux mois, cette enfant n'a pas eu
une seule attaque d'éclampsie.

Le traitement des ascarides, comme celui
des autres vers intestinaux, consistera d'abord
à combattre la diathèse vermineuse en modi-

fiant le régime des enfants ; on supprimera les
substances farineuses, le lait, et on les rem-
placera par une nourriture plus substantielle et
tonique. L'usage du vin, les préparations ferru-
gineuses, seront utiles. L'enfant sera vêtu chaudement, et fera beaucoup d'exercice physique.

On emploie contre les ascarides divers produits végétaux désignés sous le nom de *vermi-*
fuges ; tels sont : le semen-contra, la mousse
de Corse, l'absinthe, la tanaisie, la rhubarbe,
avec lesquels on prépare des infusions que l'on
fait prendre le matin à jeun. Il importe de
varier les vermifuges. La mousse de Corse, qui
est un des meilleurs, se donne à la dose de
4 à 15 grammes, infusée dans 100 grammes
d'eau bouillante ou de lait. Cette infusion est
sucrée, et on peut y ajouter, comme le prati-
quait M. Jadelot, de 4 à 15 grammes de sirop
d'éther. On peut employer de la même manière
les autres plantes vermifuges. — Le semen-
contra et la mousse de Corse sont la base des
dragées et des sirops vermifuges si usités de
nos jours. — On a recommandé aussi le kousso
et la valériane. — Dans certains cas, on a re-

cours à des purgatifs qui agissent en même
temps comme vermicides ; tels sont : l'huile
de ricin et le calomel, avec lequel on fait des
tablettes, qui sont très employées. — L'huile
de ricin se donne à la dose de 15 à 30 grammes, pure ou suspendue dans un looch blanc.

Une remarque importante pour la pratique,
c'est que l'emploi de vermifuges en application
sur la peau, peut suffire pour provoquer l'expulsion des helminthes. Chiarenti, en Italie, Ali-
bert, en France, ont préconisé cette méthode.
Le liniment de Brera et celui d'Ant. Dubois
ont été autrefois très usités en frictions sur
l'estomac et l'abdomen ; ils peuvent être employés dans certains cas, ainsi que les cataplasmes et les bains préparés avec les plantes
anthelminthiques.

Rosen et la plupart des anciens médecins ont
recommandé d'entreprendre la cure des vers
pendant la lune décroissante ou la nouvelle
lune. M. le professeur Walwruch, de Vienne,
affirme, d'après son expérience, que cette pratique est très rationnelle.

2° DES OXYURES VERMICULAIRES.

L'oxyure est un petit ver blanc, filiforme, qui occupe le gros intestin, et surtout le rectum. Il incommode beaucoup les enfants par les démangeaisons vives qu'il leur fait éprouver. Souvent chez les petites filles il vient se placer dans les replis de la muqueuse vaginale, où sa présence peut être l'occasion d'habitudes fâcheuses pour la malade, qui ne résiste pas au besoin de se gratter. Cette espèce de vers pullule avec une rapidité extrême, et est assez difficile à détruire. Les vermifuges ordinaires ont perdu leur action en arrivant dans le gros intestin ; il est donc préférable d'avoir recours à des lavements vermifuges. On a employé des lavements amers avec l'absinthe, la valériane et l'écorce d'orange. Ceux qui m'ont le mieux réussi sont les lavements froids salins (8 à 15 grammes de sel pour 200 grammes d'eau). Van Swieten avait employé dans ce but les lavements d'eau froide. Les frictions avec l'onguent napolitain et les bains de siége salins, lorsque les oxyures occupent la muqueuse rectale, sont employés avec succès. M. Richard, de Nancy, conseille

la fleur de soufre, à jeun, à la dose de 0,50 à
1 gramme, pendant plusieurs jours. Les pastilles
soufrées pourraient parfaitement remplir cette
indication.

3° DU TÉNIA.

Le ténia s'observe généralement dans l'âge
adulte ; cependant on l'a vu dans la seconde enfance. MM. Legendre, Buisson, Moussous et
Laforet ont constaté sa présence chez des enfants de dix mois à quatre ans ; mais ces cas
sont rares.

Les symptômes et les accidents produits par
le ténia, dans l'enfance, sont les mêmes que
chez l'adulte, et réclament un traitement identique. Les anthelminthiques les plus efficaces
contre le ténia, sont : l'écorce de racine de gre-
nadier, la racine de fougère mâle, le kousso.
M. Trousseau donne la préférence à l'extrait
éthéré de racine de fougère mâle. On fait prendre le matin, à jeun, de 1 à 6 grammes d'extrait dans du sirop ou dans du pain à chanter ;
une heure après, de 10 à 40 grammes de sirop
d'éther en une seule fois, et une demi-heure
plus tard, 20 à 60 grammes d'huile de ricin.

CHAPITRE V.

DES CONVULSIONS.

On distingue sous ce nom les mouvements involontaires et désordonnés des muscles de la vie de relation ; les convulsions se divisent en *toniques* et en *cloniques*. Dans les premières, la contraction est permanente, les membres sont rigides (*tétanos* et *contracture* des nouveau-nés) ; dans les secondes, la contraction alterne avec le relâchement et détermine des mouvements variés et désordonnés : ce sont les *convulsions* proprement dites, ou l'*éclampsie*, et la *chorée*, ou *danse de Saint-Guy*, qui appartient surtout à l'époque de la puberté.

Les enfants sont très sujets aux convulsions, et les plus jeunes y sont le plus exposés. Ce n'est pas la prédominence du cerveau dans l'enfance qui en est la cause prédisposante, comme l'ont cru Sthal et Bichat, mais bien l'excitabilité de cet organe. Au moment de la naissance, les sensations sont nouvelles et fortes, et les organes ont besoin de s'accoutumer progressivement aux impressions extérieures ; la facilité avec laquelle le cerveau et les nerfs obéissent alors au plus léger stimulant, rend compte de la fréquence des convulsions dans l'enfance. La douleur, peu importe son siége, peut être, dit M. Bouchut, la cause occasionnelle de l'état convulsif. Les convulsions sont de deux sortes : 1° celles qui reconnaissent pour cause une excitation du cerveau, sans lésion de cet organe ; ce sont les convulsions *essentielles*, *sympathiques,* désignées aussi sous le nom d'*éclampsie des enfants, d'épilepsie puérile ;* 2° celles qui sont sous la dépendance d'une altération matérielle du cerveau ; ce sont les *convulsions symptomatiques.*

§ I". — DE L'ÉCLAMPSIE, OU CONVULSIONS PROPREMENT DITES.

Nous avons dit que l'éclampsie se développe de préférence chez les enfants du premier âge, en raison de l'excitabilité du cerveau dans l'enfance ; elle se montre surtout chez ceux dont l'intelligence est précoce, qui ont une tendance continuelle à se mouvoir. Ces enfants sont d'une humeur irascible ; leur sommeil est léger, agité ; tout annonce chez eux une prédominence du système nerveux. La faiblesse de la constitution semblerait être aussi une cause occasionnelle ; cependant M. Barrier dit que l'état convulsif survient chez un nouveau-né qui est dans un état pléthorique, et chez lequel on a lié trop tôt le cordon ombilical, aussi bien que chez celui qu'une hémorrhagie abondante a rendu anémique. L'éclampsie paraît être héréditaire ; Baumes en a rapporté plusieurs faits, et M. Bouchut en cite un exemple concluant. Les émotions morales pendant la grossesse ont aussi leur influence : MM. Blache et Guersant racontent qu'une femme excessivement irascible, surtout pendant ses grossesses, perdit trois enfants peu de temps après leur naissance, à la suite de convulsions bien caractérisées. Les émotions morales chez la nourrice peuvent altérer son lait, et donner lieu à des convulsions chez l'enfant. Boerhaave a cité le fait d'une nourrice qui, donnant le sein à son enfant après un accès de colère, lui occasionna une attaque convul-

sive (1). Les fortes sensations peuvent les faire
naître : la peur, la jalousie, la colère, l'impression du froid, comme l'air trop chaud et raré-
fié des appartements. Baumes a vu un cas de
cette nature.

Les troubles des fonctions digestives et surtout la constipation peuvent y donner lieu, ainsi
que la douleur occasionnée par le travail de la
dentition ; l'influence vermineuse, si contestée,
est admise par plusieurs auteurs.

On peut les observer au début et dans le
cours des maladies. Sydenham les considère
comme d'un favorable augure, lorsqu'elles se
produisent au début des fièvres éruptives. Elles
surviennent encore vers la fin de beaucoup de
maladies lorsqu'elles sont fatales ; dans ce cas,
elles annoncent la mort prochaine des enfants,
comme l'ont remarqué Armstrong et Underwood. Elles sont alors symptomatiques d'une
lésion consécutive du cerveau et de ses enveloppes.

(1) M. le docteur Sous, ancien interne de l'hôpital des
enfants, a, dans sa thèse inaugurale, traité de l'influence
immédiate des émotions morales de la nourrice sur la santé de
l'enfant. Ce travail, très bien fait, sera consulté avec fruit.

Les attaques d'éclampsie débutent d'une manière brusque et inattendue, et souvent sans qu'aucune cause puisse expliquer leur apparition. M. Bouchut donne une description de ces attaques, qui est très exacte, et que nous reproduisons :

« L'enfant paraît surpris par une impression étrange ; son regard devient fixe, et paraît comme illuminé ; son corps s'allonge ; les membres s'étendent et se roidissent ; sa tête se renverse en arrière ; son visage se boursouffle et se couvre d'une rougeur subite ; puis, après un instant d'incertitude et d'angoisse, on voit que la tête s'incline à droite ou à gauche, que les mâchoires se serrent, que les membres, fortement tendus, sont sourdement agités par des efforts alternatifs de flexion et d'extension, et que la respiration est comme suspendue. Aussitôt un effort intérieur semble se produire, la face bleuit, les veines superficielles du cou deviennent saillantes et se dessinent sous la peau ; à cet instant, les mouvements convulsifs apparaissent ; le regard est complètement égaré, les yeux sont perdus, très mobiles ; chacun d'eux s'agite pour son compte : l'un prend une direc-

tion que l'autre ne suit pas, il tourne sur lui-
même pendant que l'autre est immobile, et
puis ils vont se cacher sous la paupière supérieure, de manière à ne laisser apercevoir
qu'une surface blanche, celle de la sclérotique,
dont l'aspect est si étrange. Les traits sont déformés, et quelquefois rendus effrayants par
suite des contorsions bizarres des muscles de
la face. Les lèvres sont tirées dans tous les sens ;
leur contraction rapide communique au visage
les expressions alternatives et variées de satisfaction ou de colère. Les doigts se fléchissent
et se tendent tour à tour. Les mains sont
tournées en dedans, les bras se convulsent,
leur flexion s'opère ; elle a lieu par saccades,
qui ramènent la main sur la poitrine, et qui
cessent tout à coup pour laisser cette partie
revenir à sa position première. Les orteils s'écar-
tent et se fléchissent vers la plante du pied, les
genoux se relèvent, et puis le membre s'allonge
de nouveau, la respiration est irrégulière.

» Les muscles de la vessie et du rectum
sont également affectés ; ils cessent d'être soumis à l'empire de la volonté, et souvent alors
les matières contenues dans ces organes s'écou-

lent sans que l'enfant puisse les retenir. Le désordre des fonctions musculaires est souvent accompagné par la perversion des sens et de l'intelligence ». L'intelligence est peu troublée dans certains cas; dans d'autres, la connaissance est complètement perdue.

L'attaque d'éclampsie varie en intensité et en durée. Les plus faibles paraissent se prolonger le plus longtemps. Après l'accès, le visage de l'enfant pâlit, ses paupières s'abaissent, le petit malade est dans un état de prostration complet, et un sommeil réparateur vient terminer tous ces accidents.

Les mouvements convulsifs sont quelquefois moins violents, et caractérisés par des soubresauts dans les membres, avec égarement momentané des yeux qui se cachent sous la paupière supérieure : ce sont les convulsions dites *internes.*

Il est rare que l'éclampsie détermine la mort; cependant l'excitation du cerveau peut être assez vive, pour que son action sur les autres fonctions soit suspendue, et que la mort en soit

la conséquence. La mort peut aussi être déterminée par la suspension de la respiration, et
par la syncope. Dans certains cas, elle n'est
qu'apparente ; on ne saurait, recommande Brachet, apporter trop de prudence et trop d'attention avant de se prononcer à cet égard.

On distinguera toujours l'éclampsie d'une
convulsion symptomatique produite par une lésion du cerveau, mais il n'en sera pas de même
pour l'épilepsie, qui offre, avec la maladie que
nous venons de décrire, une ressemblance telle,
que Sauvages et Cullen n'établissent aucune dis-
tinction entre elles. Cependant, dans l'épilepsie,
l'invasion est plus brusque, la rigidité musculaire plus prononcée, l'écume à la bouche plus
constante, et la durée de l'attaque est moindre.

Les premiers soins à donner à un enfant atteint de convulsions, consistent à le placer de
suite dans de bonnes conditions hygiéniques, à
le débarrasser de ses vêtements, et à lui faire
respirer un air frais. Ces moyens simples peuvent réussir, surtout chez le nouveau-né, à arrêter les mouvements convulsifs.

Contre les symptômes nerveux, on aura recours aux anti-spasmodiques, tels que l'eau de fleurs d'oranger, l'éther à la dose de quelques gouttes dans un peu d'eau sucrée froide, ou sous forme de sirop à la dose d'une cuillerée à café.

L'oxyde de zinc seul ou associé, soit à l'extrait de jusquiame noire, soit au musc, comme l'ont employé MM. Blache et Guersant, paraît avoir réussi dans plusieurs circonstances. L'opium, comme dans toutes les autres maladies de l'enfance, ne sera employé qu'avec une grande prudence; un état de somnolence, ou une disposition même légère à une congestion cérébrale en contre-indiquerait l'emploi. Dehaen l'a vu réussir dans un cas qui avait résisté à tous les moyens.

Si l'attaque d'éclampsie s'accompagne de troubles dans la circulation qui annoncent un état pléthorique, on peut faire une légère saignée, ou, mieux encore, recourir à une application de sangsues aux tempes ou derrière les oreilles, et surtout aux malléoles, selon les conseils de MM. Guersant, Blache et Chauffard.

Le traitement de la disposition habituelle aux mouvements convulsifs, est subordonné à la cause probable que l'on peut reconnaître comme point de départ de cette maladie. Si on la rattache à l'influence de causes morales répétées, il faut y soustraire l'enfant. Dans le cas où l'on pourrait soupçonner un trouble des fonctions digestives, c'est de ce côté qu'on.portera son attention. La constipation chez les jeunes enfants sera évitée avec soin ; on aura recours à des purgatifs ou à des laxatifs. Si les convulsions sont sous la dépendance du travail de la dentition, on s'efforcera de diminuer la douleur par tous les moyens convenables et déjà signalés.

Si on a lieu de croire à une prédisposition vermineuse, on donnera le calomel ; je l'ai souvent employé, associé au sucre, de la manière suivante :

> Calomel.................. de 5 à 20 centigrammes ;
> Sucre en poudre........ 1 gramme.

Mêlez et divisez en dix prises ; une toutes les deux ou trois heures, délayée dans une cuillerée à café de sirop de gomme.

On peut donner aussi l'huile de ricin émulsionnée à la dose de 5 à 15 grammes, selon l'âge. Ces mêmes moyens conviennent égalementment pour faire cesser une constipation opiniâtre. On peut recourir avec le même succès aux anthelminthiques végétaux.

Le régime de l'enfant doit être réglé d'après des indications particulières : souvent, le changement d'air et le séjour à la campagne auront sur la santé du malade une influence salutaire.

§ 2. — CONVULSIONS SYMPTOMATIQUES.

Au nombre des convulsions symptomatiques d'une altération des centres nerveux ou de leurs enveloppes, la plus importante est la *méningite aiguë,* ou *fièvre cérébrale.* On donne ce nom à l'inflammation des membranes du cerveau (ou *méninges*) (1). MM. Bouchut, Barrier, Rilliet et Barthez distinguent deux sortes de méningites aiguës : la méningite aiguë *simple* et la méningite *granuleuse* (Bouchut) ou *tuberculeuse* (Barrier, Rilliet et Barthez). Ces deux maladies ont été souvent confondues, leurs symptômes étant à peu près les mêmes. La méningite tuberculeuse étant la forme la plus fréquente

(1) Cette maladie a été décrite sous divers noms : *phénésis, hydrocéphale, arachnitis.*

dans l'enfance , c'est celle dont nous nous occuperons ici.

Méningite granuleuse, ou tuberculeuse (fièvre cérébrale).

Très fréquente dans l'enfance , cette maladie
reconnaît pour cause prédisposante un vice tu-
berculeux. Dans la plupart des cas, en même
temps qu'on trouve des granulations dans les
membranes du cerveau, on constate la présence
de tubercules dans les ganglions bronchiques et
dans les poumons. M. Bouchut, s'appuyant sur
les résultats de l'examen microscopique qui a
prouvé que les granulations de ces membranes
ne sont composées que de tissu fibro-plasti-
que , et non de matière tuberculeuse , nie la
nature tuberculeuse de cette affection, opinion
qui a eu pour défenseurs la plupart des médecins qui se sont occupés de cette question. Pour
M. Guersant, les enfants qui succombent à cette
affection sont des phthisiques qui meurent par
le cerveau. D'un côté, la disposition tuberculeuse, soit héréditaire, soit acquise, et, d'autre
part, l'énergie fonctionnelle du cerveau et l'activité de la nutrition dans cet organe pendant

l'enfance, expliquent la fréquence des méningites tuberculeuses à cet âge. Les causes externes qu'on évoque si souvent, telles que les coups sur la tête ou l'insolation, n'ont pas l'influence qu'on leur attribue.

Les observations de M. Piet et celles de M. Barrier établissent le maximum de fréquence de la méningite tuberculeuse entre 4 et 10 ans ; cependant, pour M. Bouchut, ce serait avant la troisième année qu'on la rencontrerait le plus souvent : elle a été constatée dans le premier âge par MM. Guersant, Blache, etc., etc. Cette maladie s'observe également chez l'adulte, comme l'ont prouvé MM. Le Diberder et Valleix.

Le sexe n'a pas d'influence directe sur le développement de la méningite, quoique MM. Guersant et Becquerel la croient plus commune chez les filles. Il semblerait résulter de l'observation, que les saisons les plus favorables au développement de la méningite sont le printemps et l'été.

Les symptômes précurseurs de cette maladie,

que M. Bouchut comprend sous le nom de *période de germination*, consistent en troubles fugitifs survenus dans les sensations et dans l'intelligence des enfants, qui deviennent tristes, mélancoliques et dédaignent les jouets qu'ils aimaient tant la veille ; le sommeil est agité, interrompu par des visions, l'appétit irrégulier. A ces prodromes, qui durent de quinze jours à un mois, succède la première période.

Première période. — *Période d'invasion et d'accroissement.* — Trois symptômes la caractérisent : la céphalalgie, le vomissement et une constipation opiniâtre.

La céphalalgie est limitée, tantôt au sommet de la tête, d'autres fois en arrière ou aux régions temporales.

Le vomissement est un symptôme très fréquent : sur 80 observations, on l'a constaté 66 fois ; les matières rejetées sont composées d'aliments, ou d'un liquide mucoso-séreux.

La constipation est le plus constant de ces trois symptômes, et elle persiste jusqu'à la fin de la maladie ; sur 87 cas, elle n'a manqué que 7 fois.

Dans cette période, l'enfant est tantôt agité et tantôt abattu ; les mouvements sont douloureux ; il fait entendre souvent de longs cris aigus, que Coindet a appelés cris *hydrencéphaliques;* le visage est pâle, se couvrant subitement d'une vive rougeur ; les yeux sont sensibles à la lumière, les pupilles sont ou très dilatées ou contractées, les paupières s'abaissent; l'ouïe devient très sensible, et le moindre bruit fatigue le malade : le délire, l'abattement et la somnolence se manifestent tour à tour ; le ventre est souple et rétracté, douloureux à la pression ; la fièvre est continue avec exacerbations; le pouls est très fréquent ; la respiration, irrégulière et intermittente, paraît être suspendue momentanément.

Cette période dure de 10 à 15 jours.

Seconde période. — Période convulsive. — Dans cette phase de la maladie, qui dure 7 à 10 jours, le délire et l'assoupissement alternent successivement; en interpellant l'enfant, on peut le tirer de son état, qui n'est, dit Odier, ni la léthargie, ni le sommeil ordinaire, mais plutôt cette sorte d'engourdissement qu'on éprouve le matin, lorsqu'on a bien dormi, qu'on voudrait dormir encore, mais qu'on est empêché par quelque cause extérieure, trop légère pour réveiller complètement, suffisante pour réveiller à demi. Le délire diminue à mesure que la somnolence et ensuite l'état comateux font des progrès ; la sensibilité de la peau devient très prononcée ; les pupilles ne sont plus impressionnées par une lumière trop vive ; les cris hydrencéphaliques cessent et les perceptions vont en s'affaiblissant ; le visage devient d'une pâleur de cire, et le malade se ramasse sur lui-même comme quelqu'un qui a froid ; c'est le *décubitus en chien de fusil.* L'enfant est tiré de son état comateux par des contractions et des convulsions cloniques ; les premières sont plus fréquentes.

Dans les contractures, la tête se renverse en arrière, et le tronc devient rigide ; les yeux sont cachés sous les paupières supérieures, les mâchoires sont serrées, les doigts et les orteils sont fléchis.

Les convulsions sont plus ou moins rapprochées ; elles sont accompagnées d'un spasme intérieur ; la respiration s'embarrasse, le visage rougit, et le malade est agité par des secousses convulsives générales, dont les accès se rapprochent davantage à la fin de cette période pour devenir ensuite permanents.

La paralysie succède aux convulsions, limitée à la face dans la plupart des cas ; elle peut envahir le tronc et les membres ; elle se manifeste alors le plus souvent sous la forme hémiplégique. La respiration, toujours intermittente et suspirieuse, devient râlante et saccadée au moment où la vie s'éteint au milieu des mouvements convulsifs.

Le diagnostic de cette affection est souvent difficile ; on peut la confondre avec les accidents cérébraux que M. Barrier désigne sous le nom de *pseudo-méningite,* et qui appartiennent aux fièvres typhoïde et éruptives, et à certaines maladies locales comme la pneumonie, celle du sommet surtout.

La méningite tuberculeuse est une des affections les plus graves de l'enfance ; la terminaison favorable constitue l'exception.

Le traitement de cette maladie si grave de—

mande des secours prompts et énergiques. Le succès de la médication sera d'autant plus certain, que la maladie aura été soignée plus près de son début. Dès qu'un enfant se plaint d'une céphalalgie opiniâtre et persistante, s'il est triste, mélancolique, il convient d'intervenir; car, plus tard, les accidents se développeront rapidement.

M. Bouchut conseille avec raison de tenir les enfants dans le calme le plus complet, loin de tout bruit, de toute agitation, et de toute excitation intellectuelle.

Les accidents cérébraux sont combattus par les saignées générales et locales. M. Piet a préconisé l'application de sangsues dans les narines, en raison du siége de l'inflammation qui occupe presque toujours la base du cerveau. La constitution de l'enfant est souvent un obstacle à l'emploi des émissions sanguines; cependant, une ou deux sangsues, appliquées derrière chaque oreille, en ayant soin de diriger l'écoulement du sang selon les forces du malade, conviennent dans le cas de congestion céphalique très prononcée. — Blaud, de Beaucaire, a conseillé la compression des carotides

dans le but de modifier la circulation cérébrale.

Contre la constipation, on peut employer le
calomel à dose fractionnée. L'action de ce médicament doit être soutenue, mais il faut éviter
aussi de provoquer une diarrhée qui affaiblirait
beaucoup le malade. Les autres purgatifs, le
sirop de rhubarbe, surtout chez les très jeunes
enfants, ou l'huile de ricin, sont aussi très
convenables. On a eu recours aussi aux émé-
tiques et aux contro-stimulants; Laennec et
M. Gendrin ont employé le tartre stibié à haute
dose, mais sans un bien grand succès.

M. Bouchut préconise dans la période de germination l'emploi d'un révulsif cutané perma-
nent à la nuque. Pour ma part, je préfère les
révulsifs aux membres inférieurs, dans le cas
surtout où la maladie est confirmée.

Abercombrie avait vanté les frictions mercurielles sur le cuir chevelu préalablement rasé.
M. Guersant en a obtenu quelques avantages;
cependant, les réfrigérants locaux et généraux
ont remplacé cette méthode.

Les réfrigérants locaux sont employés sous la
forme de compresses, pliées en plusieurs dou-

bles, ou d'éponges et de vessies remplies d'un liquide réfrigérant, appliquées sur le front et les tempes, et renouvelées fréquemment. L'eau froide paraît, à M. Guersant, préférable à la glace, dont l'application soutenue est douloureuse pour beaucoup d'enfants.

Lorsque les réfrigérants sont appliqués sous forme d'affusions, on emploie l'eau à une température très basse, et on les répète souvent; mais, par ces deux moyens, il est difficile d'obtenir une température constante, et d'éviter ainsi la réaction; c'est ce qui a engagé M. Guersant à employer de préférence les irrigations continues. La température du liquide et la durée de l'irrigation sont subordonnées aux forces du malade et à la gravité des symptômes.

M. Gendrin s'est montré partisan de l'application du froid à la surface du corps sous la forme d'affusions; ces affusions durent cinq à six minutes, et sont faites à une température de 16 à 18°. En agissant ainsi sur toute la peau, on a moins à craindre une réaction fâcheuse; c'est ce qui expliquerait peut-être les succès que M. Gendrin a obtenus par cette méthode.

Dans la méningite tuberculeuse, la diète ne sera pas nécessaire, car la longue durée de la maladie oblige à soutenir les forces de l'enfant ; on lui permettra des bouillons, du lait, des gelées. — Les boissons seront rafraîchissantes, froides, acidules ou légèrement laxatives ; mais, en général, dans cette maladie, les enfants n'ont pas soif et refusent de boire.

CHAPITRE VI.

DES FIÈVRES ÉRUPTIVES.

Les fièvres éruptives sont des maladies spécifiques, occasionnées par un principe fixe ou volatil, nommé *virus;* — ce sont : la rougeole, la scarlatine, la variole et ses dérivés, varioloïde et varicelle. Ces maladies ont des caractères communs qui les unissent, et des caractères qui leur sont propres.

Leurs caractères communs sont : l'existence d'un principe contagieux et la présence d'une éruption sur la peau et sur les membranes muqueuses; l'éruption cutanée occupe toute la surface tégumentaire, et l'éruption muqueuse est limitée aux muqueuses oculaire, nasale, bronchique et laryngée. Leur mode d'invasion, la nature des symptômes, les diverses phases de ces affections offrent encore entre elles beaucoup d'analogies.

§ Ier. — DE LA ROUGEOLE.

C'est la plus fréquente et la plus grave des fièvres éruptives. Elle est caractérisée par de petites taches rouges disséminées sur la peau, ou réunies en groupes, de manière à en occuper presque toute la surface. Cette éruption est toujours accompagnée de larmoiements, d'éternuements et de toux, symptômes déterminés par l'inflammation des muqueuses oculaire, nasale et bronchique. Cette maladie est épidémique et éminemment contagieuse.

Mais quel est le mode de transmission du principe contagieux? Il semble se transmettre directement, ou indirectement, par le contact, ou, à distance, par l'intermédiaire de l'atmosphère. Le mode de transmission par le contact indirect et l'infection miasmatique, m'a paru très manifeste dans deux épidémies observées à l'hôpital des enfants; l'une se montra dans les premiers mois de l'année 1856, et dura jusqu'à la fin d'avril. 114 enfants furent atteints, et 12 succombèrent; sur ces 114 cas de rougeole, 47 ont été légers et 67 graves. La maladie sévit successivement dans les diverses infirmeries du service, séparées par une cour très vaste et très aérée.

Dans la seconde épidémie, 83 enfants eurent la rougeole, et, chez 3 seulement, elle eut une terminaison funeste. C'est dans les trois premiers mois de l'année 1858 qu'elle se manifesta ; il y eut 46 cas de rougeoles bénignes, et 35 de rougeoles graves ou confluentes.

En général, elle se montre de préférence dans la seconde enfance ; mais la première n'en est pas à l'abri. Rosen, Vogel, et M. Guersant, l'ont observée sur des enfants nouveau-nés, et dans la section d'allaitement de l'hôpital, nous en avons observé plusieurs cas.

La rougeole, comme les autres fièvres éruptives, ne présente pas en général de récidive. Cependant, Morton en a observé un cas. M. Rayer en cite trois exemples. MM. Blache et Guersant ont vu une jeune fille la contracter pour une troisième fois, et moi-même j'ai constaté une récidive très manifeste dans l'infirmerie des filles, pendant l'épidémie de 1856.

Dans la rougeole, on distingue trois périodes :
1° *La période d'invasion*. — Elle s'annonce

par des troubles généraux et locaux. On observé du malaise, des frissons, de la céphalalgie, une fatigue générale ; les yeux deviennent sensibles à la lumière, rouges et larmoyants; les malades éternuent, et leur nez distille une liqueur séreuse (Sydenham); les malades accusent un mal de gorge plus ou moins intense, et souvent ils sont tourmentés par la toux *férine;* quelques enfants ont des vomissements, ce qui arrive surtout à ceux qui font des dents. Ces symptômes précurseurs durent de quatre à cinq jours, et peuvent faire pressentir l'éruption.

2° *La période d'éruption ou d'état.* — Aux phénomènes précédemment décrits s'ajoutent, vers le cinquième jour, de petites taches rouges, circulaires, très distinctes, semblables à des morsures de puces, qui se montrent d'abord à la face, et s'étendent ensuite au cou, à la poitrine et aux membres. Ces petites taches se réunissent par leurs bords et forment ainsi des plaques rouges, qui se confondent quelquefois sur le visage et sur le corps; c'est alors la forme *confluente;* lorsqu'elles restent isolées, la rougeole est dite *discrète.* Dans

le cas de rougeole confluente, la peau est tu-
méfiée et paraît boursoufflée aux paupières et à
la face. La rougeur et la tuméfaction disparais-
sent à la fin du second jour en suivant l'ordre
d'apparition ; les taches s'affaissent, deviennent
pâles et jaunâtres, et, à leur place, l'épiderme
se détache en écailles furfuracées.

Les phénomènes généraux et locaux persis-
tent dans cette seconde période. La fièvre est
souvent très forte, le larmoiement et la photo-
phobie très prononcés, la toux rauque et la
gêne respiratoire augmentent encore. La durée
de cette période est de quatre à huit jours.

3° *La période de desquamation et de déclin*. Lorsque les taches ont disparu, les parties
de l'épiderme qui étaient le siége de l'éruption,
se détachent en lamelles furfuracées. Le visage
et la poitrine sont les endroits où la desquam-
mation est surtout évidente ; elle est plus manifeste dans le cas de rougeole confluente.

Dans cette période, tous les symptômes généraux et locaux ont disparu. La toux persiste
encore et s'accompagne, dit Chomel, d'une
expectoration muqueuse et nummulaire.

La rougeole que nous venons d'étudier, est la rougeole vulgaire, régulière ; on distingue des variétés qui diffèrent : par la couleur de l'éruption *(rougeole noire)*; par les symptômes *(rougeole sans catarrhe,* ou fièvre morbilleuse sans éruption ; et la *rougeole maligne.)*

Une des complications les plus fréquentes de la rougeole, et qui trouve sa raison d'être dans la bronchite, qui accompagne toujours cette maladie, est la *pneumonie morbilleuse,* car le catarrhe morbilleux dégénère facilement en pneumonie.

Chez les enfants lymphatiques et scrofuleux, la rougeole active le développement de la tuberculisation pulmonaire.

Le traitement de la rougeole simple n'exige aucune médication active : la diète, les boissons émollientes, chaudes, édulcorées avec des sirops calmants, le séjour au lit, sans charger le malade de couvertures, seront seuls nécessaires. L'air intérieur sera renouvelé, de manière à éviter le refroidissement ; — si la toux était quinteuse et fatiguait le malade, on pourrait administrer, suivant le conseil de Sydenham, le sirop diacode, à petites doses, ou des juleps et des loochs calmants.

Après la guérison, il faut garder la chambre quinze ou vingt jours, surtout dans la saison rigoureuse, car la peau est devenue plus impressionnable au froid, et on s'exposerait à contracter une irritation des bronches ou des poumons. Les frictions stimulantes, sèches ou aromatiques, favoriseront la rénovation de l'épiderme.

La pneumonie lobulaire, morbilleuse, est combattue, dès le début, par l'ipécacuanha, à dose vomitive, et les vésicatoires sur la poitrine ; on peut arrêter ainsi la marche de l'inflammation. La gravité de cette maladie explique la nécessité d'un traitement très actif et d'une surveillance très grande.

§ 2. — DE LA SCARLATINE, OU FIÈVRE ROUGE.

La scarlatine est une fièvre éruptive, épidémique et contagieuse, produite par un agent spécifique, le virus scarlatineux, et caractérisée par de larges plaques rouges étendues sur la peau ; un mal de gorge spécial accompagne cette éruption.

La scarlatine est plus fréquente vers le commencement de l'hiver et dans les saisons irrégulières ; elle appartient surtout à la seconde enfance ; de 5 à dix ans, elle est très commune.

Cette affection se partage en trois périodes, comme la précédente.

Première période.—Période d'invasion. — Les phénomènes d'invasion sont à peu près les mêmes que ceux des autres fièvres éruptives. La maladie débute par un malaise général, des inquiétudes, de la pesanteur de tête, du dégoût, des nausées, et un mal de gorge très prononcé. La scarlatine peut exister sans cette angine, comme l'ont observé Sydenham, Cullen, Franck et Corvisart. Cette période dure un ou deux jours.

Deuxième période. — Période d'éruption. — L'époque à laquelle paraît l'éruption n'est pas aussi constante dans la scarlatine que dans les autres fièvres éruptives. C'est ce qui a fait dire à Stoll qu'elle s'annonçait à jour indéterminé ; c'est, en général, du second au troisième jour qu'elle apparaît. Quelquefois l'éruption se manifeste sans symptômes précurseurs ;

dans d'autres cas, elle est retardée jusqu'au neuvième ou dixième jour.

Le plus ordinairement, la scarlatine se montre sur le visage; de là elle s'étend au cou, à la poitrine, au tronc, et sur les membres. L'éruption met un ou deux jours à envahir toute la surface cutanée. Le volume de la partie affectée augmente; il existe de la chaleur et des démangeaisons à la peau, de la tuméfaction à la face et aux paupières; le pouls devient dur, fréquent, la langue d'un rouge vif, le visage est animé.

Les taches qui constituent la scarlatine, d'abord isolées, se multiplient, deviennent confluentes, et couvrent toute la surface du corps d'une teinte rouge foncé.

Huxham compare la couleur de l'éruption à celle que présenterait la peau, si on la barbouillait avec du suc de framboises. M. Rayer la croit plus foncée le soir que le matin au lever du soleil.

M. Bouchut insiste sur un signe diagnostique de la scarlatine, qu'il désigne sous le nom de *raie blanche scarlatineuse*, et qu'on obtient en traçant, avec le bout du doigt, une raie sur

les parties envahies par l'exanthème. La dépression du doigt fait disparaître momentanément la couleur de l'éruption, en produisant
une rayure blanche caractéristique, ce qui
n'existe pour aucun autre exanthème cutané.

*Troisième période.—Période de desquama-
tion.* L'éruption se prolonge rarement au delà
de trois ou quatre jours ; Vieusseux l'a vue durer huit jours. Dans quelques cas exceptionnels,
elle passe inaperçue, soit qu'elle n'ait duré
qu'un instant, soit qu'elle n'ait pas eu lieu
(fièvre scarlatineuse sans exanthème). Les
plaques de scarlatine pâlissent, et la desquamation s'opère dans le même ordre que l'éruption. L'épiderme se détache sous la forme de
farine, d'écailles ou de lambeaux très étendus,
surtout aux mains et aux pieds. Les symptômes
fébriles s'apaisent, et le mal de gorge se dissipe. — Une sueur abondante coïncide souvent
avec la fin de la maladie, et paraît être une
crise naturelle et salutaire.

M. Stœber, de Strasbourg, a décrit, sous le
nom de *scarlatine rubéoleuse,* une forme de
fièvre éruptive qui tient à la fois de la scarlatine
et de la rougeole.

L'enflure des pieds, l'infiltration séreuse du tissu cellulaire sont très fréquentes à la suite de la desquamation scarlatineuse. Stork, Dehaen, ont considéré cette complication comme essentielle et comme une dépuration qui constitue une seconde période de la maladie; Vieusseux l'attribue avec plus de raison à l'exposition prématurée du malade au froid, et il engage les parents à ne pas faire sortir les enfants avant six semaines, si le temps est froid et inconstant. Il meurt plus d'enfants, dit Gardien, des suites de l'anasarque que de la maladie primitive.

Le traitement de la scarlatine peut être préservatif et curatif.

Le premier a pour but de prévenir l'invasion de la scarlatine en temps d'épidémie. La belladone a la propriété d'empêcher le développement de cette maladie. Les observations des médecins contemporains ont confirmé la vérité de l'opinion d'Hahnemann. Bayle rapporte, dans la *Bibliothèque*, que, sur 2,027 individus ainsi traités en temps d'épidémie, 79 seulement en furent atteints.

Comme préservatif, on administre la belladone de la manière suivante, d'après Berndt :

> Extrait de belladone.....   0,05 centigr.
> Eau de cannelle..........   15 grammes.

Deux à trois gouttes matin et soir pour un enfant d'un an, et une goutte de plus par année pour les enfants plus avancés en âge. (Bouchut.)

Il sera aussi convenable d'isoler les enfants affectés.

Le traitement curatif de la scarlatine régulière consiste à favoriser l'éruption ; il suffit pour cela de garder le malade au lit, de lui faire boire des tisanes émollientes : la diète sera légère. Dans la scarlatine irrégulière et compliquée, on surveillera les symptômes pour les combattre au moment même de leur apparition.

Bateman et M. Guersant ont conseillé l'usage des bains tièdes, assez prolongés pour calmer la fièvre et diminuer la chaleur de la peau. — Les affusions froides sont très employées en Angleterre.

Les purgatifs et les laxatifs sont générale-

ment usités après la période de desquamation.

Les frictions sèches avec la brosse de flanelle,
les bains, simples et aromatiques, les diuréti-
ques, et surtout l'urée, préconisée par le professeur Mauthner, de Vienne, seront utiles
dans l'anasarque consécutive à l'éruption scarlatine.

§ 3. — DE LA VARIOLE.

C'est encore une fièvre éruptive, contagieuse
et épidémique, produite par un virus particulier, le virus variolique, et ayant pour caractère le développement de pustules ombiliquées
à la surface de la peau.

Cette dépression centrale de la pustule est un
des points qui séparent la variole de ses congé-
nères, varioloïde et varicelle.

Cette maladie peut être congénitale : M. Bouchut en a observé huit exemples. Elle peut être
transmise, aux diverses époques de la grossesse,
par la mère atteinte de variole ; mais toute
femme grosse atteinte de la variole ne la com-

munique pas nécessairement à son enfant. —
On a constaté la variole chez des enfants naissants dont la mère n'avait jamais eu de traces
de cette affection. (Rayer et Bouchut.)

On distingue plusieurs variétés de variole :
elle peut être *régulière* ou *irrégulière*, *discrète* ou *confluente*, *bénigne* ou *maligne*.

La marche et l'évolution de la variole sont les
mêmes que celles des autres *fièvres éruptives*.
Nous y retrouverons les trois périodes signalées
précédemment :

1° *La période d'invasion.* — Mêmes prodromes, mêmes phénomènes généraux et locaux ;
cependant, les troubles de l'estomac, nausées, vomissements, prédominent dans cette
forme de fièvre éruptive. Les malades accusent
une douleur de reins *(dorso-lombaire)* qui a
une grande valeur comme signe diagnostique.

L'*éclampsie* est fréquente, au début de la
variole, chez les très jeunes enfants. M. Trousseau a constaté que, sur 6 enfants atteints de
variole, 1 est pris de convulsions dans la première période. Sydenham, qui avait déjà fait la
même observation, considérait ce symptôme
comme favorable.

La durée de la période d'invasion est de trois ou quatre jours. M. Guersant l'a vue durer quinze ou vingt jours.

2° *Période d'éruption.* —L'*éruption* est constituée par de petites taches rouges régulières qui deviennent bientôt de petites saillies papuleuses soulevant l'épiderme, et se changeant en vésicule ; cette vésicule s'élargit, se développe, et devient ombiliquée à son centre. — Le bouton variolique prend, dans une seconde phase, tous les caractères de la pustule, par le changement de nature du liquide, qui, d'abord séreux dans la vésicule, est devenu purulent. — La peau, dans le voisinage des pustules, est rouge et enflammée; peu à peu les pustules s'aplatissent et deviennent jaunâtres, à mesure qu'elles approchent du moment où elles vont se dessécher et se transformer en croûtes, ce qui constituera la troisième période, celle de la dessiccation des pustules.

3° *Période de dessiccation.*—La *dessiccation* commence du dixième au douzième jour de la maladie. Le gonflement du visage diminue, et les pustules se dessèchent. Ce n'est que plus tard que les pustules des mains, et des pieds surtout, en raison de l'épaisseur du derme, entrent dans la période de desquamation. — Les pustules jaunissent, se dessèchent au contact de l'air, et forment des croûtes noirâtres qui restent adhérentes à la peau pendant plusieurs jours. Du vingtième au vingt-cinquième jour, elles se détachent complètement. Les portions de la peau envahies par les pustules sont alors le siége d'une dépression rougeâtre qui, peu à peu, perd sa couleur, tout en laissant une trace qui ne s'effacera jamais.

Les symptômes généraux de la variole ont cela de particulier, qu'en opposition avec ce qui se produit pour les autres fièvres éruptives, ils cessent à peu près complètement au moment de l'éruption, quelle que soit la gravité qu'ils aient présentée au début. Mais, au moment où la suppuration va avoir lieu, la fièvre reparaît avec tous les troubles fonctionnels qui l'accompagnent, pour cesser d'une manière définitive dans la période de dessiccation.

Nous avons vu que la variole présentait plusieurs variétés. Lorsqu'elle est confluente et générale, elle n'est pas sans danger pour la vie des enfants.

Une remarque généralement faite semble établir que cette forme de la maladie n'existe pas chez les enfants très jeunes.

Le traitement de la variole est préventif et curatif.

Le seul préservatif de la variole est la vaccine, que nous étudierons dans un chapitre suivant.

En temps d'épidémie, on doit encore isoler les enfants. Seraient-ils vaccinés, ils peuvent encore contracter la variole ou la varioloïde.

Le traitement curatif est le même que celui des autres fièvres éruptives : Tenir les malades chaudement sans les charger de couvertures; des tisanes chaudes, une diète sévère. Les préparations calmantes pour diminuer la toux suffisent dans la plupart des cas. Si les accidents inflammatoires sont très prononcés, une légère saignée est souvent indiquée; et, dans le cas où il y aurait des symptômes congestifs du côté du cerveau, les révulsifs sur les membres inférieurs, et surtout les vésicatoires, peuvent devenir nécessaires.

Nous ne parlons que pour le combattre de l'emploi des affusions, des bains et des lotions froides dans le traitement de la variole et de la rougeole. Ce mode de traitement, préconisé par Currie, est contre-indiqué par l'état inflammatoire des muqueuses laryngée et bronchique.

Lorsque la suppuration est déclarée, on a conseillé d'ouvrir les pustules varioliques pour évacuer le pus et éviter ainsi la formation des cicatrices. M. Piorry, qui a généralisé cette méthode, combine la ponction des pustules avec les bains tièdes.

Baillou, au XVIe siècle, avait constaté l'emploi avantageux de l'emplâtre de Vigo pour faire avorter les pustules varioliques. MM. Serres et Gariel ont fait, sur les mercuriaux en topiques, un certain nombre d'expériences qui leur ont permis de constater l'avortement des pustules varioliques. Si l'application est faite la veille ou le jour de l'éruption, les boutons ne se développent pas ; si elle a lieu du quatrième au sixième jour, elle fait rétrograder l'éruption. (Barrier.)

Lorsqu'on emploie l'emplâtre de Vigo , il faut avoir le soin de le ramollir avant son application. On se sert de l'onguent napolitain en frictions deux fois le jour , à la dose de 6 grammes chaque fois ; et, pendant trois ou quatre jours. L'emploi de cette méthode sera localisé au visage ; il y aurait inconvénient , comme les expériences de M. Briquet l'ont prouvé, à l'étendre à une grande partie de la surface cutanée.

MM. Bretonneau et Serres ont fait aussi avorter les pustules en les cautérisant au début avec le crayon de nitrate d'argent. Cette méthode longue et douloureuse n'atteint pas le but qu'on se proposait.

Ce qui arrive pour les parties du corps qui, soustraites à l'influence de l'air et de la lumière, ne présentent que des traces peu apparentes de cicatrices, avait fait penser que le simple abri de l'air et de la lumière produisait ces résultats.

Quoique les expériences de MM. Serres et Gariel infirment cette manière de voir, je n'en suis pas moins tenté de croire qu'elle exerce sur le travail de la cicatrisation une certaine influence. On pourrait donc, tout en renouvelant avec précaution l'air dans la chambre des malades, les soustraire à l'action d'une lumière trop vive.

Les formes de variole graves, les complications de cette maladie, surtout la bronchopneumonie, si fréquente chez les enfants, réclament des soins particuliers, que le médecin seul est apte à diriger.

§ 4. — DE LA VARIOLOÏDE ET DE LA VARICELLE.

La varioloïde et la varicelle ne sont pas des affections bien distinctes de la variole ; elles en diffèrent par leur intensité moindre ; mais elles ont une origine commune.

Ces deux maladies sont épidémiques et contagieuses. L'une est de nature *pustuleuse* (la varioloïde) ; l'autre, la varicelle, ou *petite vérole volante,* est de nature *vésiculeuse ;* toutes les deux peuvent naître de la variole, et la produire. Cette opinion trouve des contradicteurs quant à la varicelle, dont le produit de sécrétion ne serait pas inoculable. M. Rayer dit formellement que la varicelle peut produire la variole, et celle-ci donner naissance à la vari-

11°

celle. — Elles s'observent l'une et l'autre pendant les épidémies de variole, aussi bien que dans d'autres circonstances.

Les symptômes de ces maladies sont à peu près les mêmes que ceux de la variole. Les trois périodes sont aussi distinctes. Les phénomènes généraux de la période d'invasion, et les troubles fonctionnels, sont seulement moins prononcés.

Les pustules sont globuleuses ou conoïdes, sans dépression centrale ombiliquée, et sont disséminées en nombre plus ou moins considérable sur toute la surface du corps, suivant que l'éruption est discrète ou confluente.

Le traitement est identique à celui des fièvres éruptives, et consiste presque toujours dans des moyens simples et un régime assez sévère.

CHAPITRE VII.

DE LA VACCINE.

On donne ce nom à l'inoculation de l'humeur contenue dans les pustules développées sur le pis de la vache (*cow-pox*, ou picote des vaches). Cette inoculation donne lieu au développement de pustules vésiculeuses, larges, aplaties, ombiliquées, se transformant en croûtes noires, qui tombent vers le vingt-cinquième jour.

L'inoculation a pour résultat de préserver de la variole, ou d'en atténuer les effets désastreux.

Cette admirable découverte est due au hasard, et c'est à l'anglais Jenner qu'on en doit l'application. M. Richard, de Nancy, revendique la gloire de cette découverte pour un Français, Rabaud-Pommier, de Montpellier, qui aurait conçu le premier l'idée de transmettre l'éruption de la vache sur l'homme, au lieu de l'inoculation de la petite vérole elle-même.

Le vaccin employé pour pratiquer l'inoculation se prend de bras à bras, ou il est conservé
entre des plaques de verre, ou dans des tubes
capillaires. L'inoculation de bras à bras est préférable, et plus certaine dans ses résultats.

On pratique l'inoculation généralement au
moyen d'une lancette ordinaire, ou d'une lancette consacrée à cet usage, et chargée sur la
pointe d'une goutte de vaccin. Nous n'indique-
rons pas le mode opératoire connu de tout le
monde. L'opération est pratiquée sur les deux
bras; on évitera de vacciner sur l'épaule; ce
serait, pour les filles, l'occasion de cicatrices
désagréables.

On distingue deux sortes de vaccine : la vraie
vaccine, qui préserve de la variole, et la fausse,
qui n'a aucune vertu préservatrice.

Dans la vraie vaccine, les trois premiers jours
sont consacrés à l'incubation; on n'aperçoit rien
à la place de la piqûre.

Du troisième au quatrième jour, début de la
période inflammatoire, et rougeur sur le sommet
de la piqûre, qui s'élève au-dessus de la peau.

La saison froide ou chaude a beaucoup d'influence sur le développement de la vaccine.

Le cinquième jour, le bouton se prononce davantage ; — des démangeaisons se font sentir, et le pourtour des pustules est le siége d'une rougeur assez prononcée.

Le sixième jour, le bouton s'élargit et augmente, sa base devient rouge, il se creuse au centre, et prend une coloration argentée, brillante.

Pendant le septième et le huitième jour, ces caractères se prononcent de plus en plus

Au neuvième et au dixième jour, le bouton vaccinal est arrivé à tout son développement ; il présente, sur toute sa surface, un aspect nacré ; le bras, au voisinage du bouton, est rouge et très enflammé.

Vers le douzième jour, la période de dessiccation commence ; la dépression centrale prend l'aspect d'une croûte, le liquide se trouble et devient plus consistant. Plus tard, la croûte durcit, noircit, et tombe vers le vingt-cinquième jour, en laissant une cicatrice profonde et indélébile.

L'enfance est l'âge le plus favorable au succès

de la vaccination. Cependant les nouveau-nés
font exception. Chez eux elle manque deux fois
sur trois, dit M. Rayer; tandis qu'elle réussit
constamment un ou deux mois après la naissance.

La vaccination n'est pas suivie de symptômes
graves. Vers le sixième ou le septième jour, il
survient un peu d'agitation, qui dure jusqu'au
dixième jour. Ce symptôme ne doit pas inquiéter les familles, ni rien faire changer aux habitudes des enfants. On évitera seulement de
les faire sortir par un temps froid ou pluvieux.
Si l'inflammation développée autour des pustules
était très vive, on pourrait recouvrir toute la
surface enflammée avec des cataplasmes préparés, soit avec le riz, soit avec la farine de graine
de lin.

La vertu préservatrice du vaccin n'étant que
temporaire, il convient de pratiquer des revac-
cinations; et l'immunité vaccinale ne s'éten-
dant pas au delà de dix à quinze ans, on revacci-
nera dans cet intervalle.

On a reproché à la vaccine de ne préserver

d'une maladie de l'enfance , la variole, que pour favoriser le développement d'une maladie de l'adolescence , la fièvre typhoïde , et de déplacer la mortalité qui , diminuée dans la première période de la vie , serait plus considérable dans l'âge adulte. Mais les statistiques , au moyen desquelles M. Carnot a formulé ses accusations contre la vaccine , ne sont pas exactes ; plusieurs médecins , et notamment M. Bertillon , lui ont répondu victorieusement. La vaccine doit donc être toujours considérée comme un bienfait, puisqu'elle nous préserve d'une des maladies les plus fréquentes, les plus terribles dans ses résultats, auxquelles l'humanité soit exposée.

CHAPITRE VIII.

DES BRULURES, CONTUSIONS, CORPS ÉTRANGERS, ETC.

§ Ier. — BRULURES.

Les brûlures s'observent fréquemment chez les enfants; leur vivacité, leur inexpérience du danger les exposent à contracter des brûlures qui ne sont pas toujours sans danger pour leur vie.

Les brûlures légères, superficielles, lorsque l'épiderme n'est pas soulevé par des *phlyctènes*, que l'on désigne vulgairement sous le nom de *cloches*, guérissent en général très promptement. Si les mains et les pieds sont le siége de la brûlure, il faut baigner ces parties dans l'eau froide pendant quelque temps, et recouvrir ensuite la surface brûlée avec des compresses imbibées d'un mélange d'eau blanche, d'eau-de-vie camphrée, ou d'ammoniaque liquide, et d'eau froide, dans la proportion d'une cuillerée à café de cette préparation pour un verre d'eau ; on en agira ainsi pour les autres parties du corps qui seront le siége d'une brûlure, et qu'on ne pourrait pas faire baigner dans l'eau froide.

Si les brûlures sont plus étendues, si elles sont produites par la combustion des vêtements, ou par la projection d'une liqueur en ébullition, il faut d'abord enlever les vêtements avec beaucoup de précaution, pour ne pas détacher l'épiderme. Après, cela on couvre toute la surface malade avec une couche très épaisse de coton cardé, pour la soustraire au contact de l'air, qui est excessivement douloureux, car dans les brûlures étendues, la douleur est si vive, et l'ébranlement du système nerveux si considérable, que la fièvre ne tarde pas à se déclarer. Ce moyen suffit en attendant l'arrivée du médecin ; mais si les secours sont trop éloignés, on pourra mettre en pratique les règles suivantes :

Déshabiller le malade avec lenteur et beaucoup de précaution, donner issue à la sérosité contenue dans les phlyctènes, par une légère incision, et mettre sur la partie brûlée un mélange préparé avec un tiers d'eau de chaux, et deux tiers d'huile d'amandes douces, battus ensemble ; ou encore un mélange fait avec un blanc d'œuf et deux cuillerées d'huile d'olive, qu'on aura l'avantage de se procurer partout. On enveloppe ensuite toute la surface malade dans une ouate de coton. On a conseillé aussi de recouvrir la brûlure avec de la râpure de pommes de terre crues : je préfère les premiers moyens.

Quand la brûlure est profonde, que la peau est désorganisée dans une grande étendue, les moyens indiqués précédemment peuvent être mis en usage ; mais il faut, dans ce cas, laisser au médecin le soin de diriger le traitement d'après la gravité de l'accident, et se contenter de calmer les douleurs si vives de la brûlure, en recouvrant les parties atteintes d'une très épaisse couche de coton cardé.

Les brûlures les plus graves, sont en général celles qui sont déterminées par les corps gras en ébullition, et par les substances chimiques. On ne devrait jamais laisser les allumettes phosphoriques à la disposition des enfants.

§ 2. — CONTUSIONS ET PLAIES.

Parmi les accidents auxquels les enfants sont exposés, les contusions sont les plus fréquentes ; l'incertitude de la marche, dans les premières années, contribue beaucoup à rendre les chutes et par suite les contusions très fréquentes. Les chutes se produisent plus souvent chez l'enfant qui a été soutenu dans ses premières tentatives pour marcher. par des moyens mécaniques ; la crainte de tomber et son inexpérience l'exposeront à des chutes continuelles.

Quand la chute ne produit pas de résultat apparent, le mieux est de ne pas y faire attention, et de ne pas effrayer l'enfant par des cris, ou par des frayeurs chimériques.

Si la contusion est assez prononcée, et si elle se produit avec de la rougeur et de la tuméfaction, il convient de recourir à des applications froides, résolutives, telles que l'eau salée froide (une cuillerée de sel pour un verre d'eau), ou la teinture d'arnica, à la dose de vingt à trente gouttes dans un demi-verre d'eau froide ; on

imbibe de ce mélange des compresses, qui seront appliquées d'une manière permanente sur
la surface contusionnée. Les baumes résolutifs,
et surtout le baume du Pérou, conviennent
lorsque la rougeur et la tuméfaction ont en
partie disparu.

Si la chute a déterminé une blessure, et si le
sang jaillit, il faut d'abord déterger la plaie avec
de l'eau fraîche, pour enlever les corps étrangers, tels que les fragments de bois, de verre,
de pierre, etc., qu'elle pourrait contenir, et
maintenir des compresses d'eau froide. Le médecin agira ensuite selon les indications.

Pour les foulures et les contusions graves, on
peut toujours employer l'eau froide avec avantage ; en attendant des conseils plus éclairés, la
partie contuse sera maintenue dans l'eau froide,
ou constamment arrosée avec ce liquide.

On est dans l'usage, après une chute, de faire
boire, comme *contre-coup,* diverses liqueurs
spiritueuses, et des infusions aromatiques, et
cela souvent au détriment de la santé des en-

fants. On peut mettre quelques gouttes d'eau vulnéraire, ou d'eau des Carmes, dans de l'eau sucrée froide ; employées de cette manière, ces préparations n'offrent pas d'inconvénients. On peut se servir, dans le même but, de l'eau de fleurs d'oranger.

Après une chute violente, ou une forte contusion, l'enfant doit être maintenu dans un repos complet, et ne pas être fatigué par des interrogations ou des visites intempestives.

§ 3. — DES COUPURES.

Les enfants ayant rarement à leur disposition des instruments tranchants, on a moins souvent l'occasion de les soigner pour ce genre d'accident.

Lorsque la coupure est simple, il ne faut pas s'en effrayer ; les seules précautions à prendre consistent à laver la plaie à l'eau fraîche, et, après s'être assuré qu'elle ne renferme aucun corps étranger, on rapproche les chairs, et on les maintient par une bandelette de toile-Dieu, ou avec un morceau de taffetas d'Angleterre.

Dans le cas de coupure grave, si le sang coulait en abondance, il conviendrait, par des applications d'eau froide, d'en modérer l'écoulement ; car une perte de sang considérable affaiblirait l'enfant. Si le sang s'échappait de la plaie par saccades, s'il était d'une couleur rutilante, ce serait la preuve qu'un vaisseau important a été ouvert; dans ce cas, on maintiendrait le doigt appliqué sur la plaie, pour suspendre l'hémorrhagie pendant le temps nécessaire pour avoir les secours du chirurgien : une pièce de monnaie, enveloppée dans du linge et appliquée sur la plaie, procurerait le même résultat.

§ 4. — CORPS ÉTRANGERS INTRODUITS DANS LES VOIES DIGESTIVES.

Les jeunes enfants ont une tendance à porter à la bouche tous les objets dont ils peuvent se saisir ; les corps brillants surtout fixent leur attention. Si on ne les surveille pas d'une manière très attentive, ils ramasseront, sans qu'on s'en aperçoive, les aiguilles et les épingles, et ils s'empresseront de les porter à la bouche; ces corps étrangers donnent alors lieu à des accidents

dont il est impossible de déterminer les causes.
M. Richard, de Nancy, cite à cet égard l'observation très curieuse d'une petite fille de
22 mois, qui avait avalé une aiguille, dont la
tête vint faire saillie sous la peau, au-dessous
du genou, et qu'on fut obligé d'extraire par une
petite incision. J'ai observé un fait semblable
chez un jeune enfant de 18 mois. Après des accidents variés du tube digestif, et surtout des
diarrhées fréquentes, dont je ne pouvais me
rendre compte, je constatai au-dessous de l'o-
moplate du côté droit un corps étranger, placé
en travers sous la peau : c'était une petite
épingle, qui avait été probablement ramassée par
l'enfant sur le tapis, où on avait l'habitude de
le placer, et dont la présence dans le tube digestif avait donné lieu aux symptômes d'irritation intestinale que nous avions observés.

On ne saurait donc entourer les jeunes enfants de trop de surveillance; il importe de
soustraire à leurs regards les objets métalliques
d'un petit volume, et tous les jouets colorés,
qu'ils portent constamment à la bouche; car si
les accidents que nous avons signalés sont rares,

on a observé que les couleurs préparées avec
des substances toxiques, qui sont dissoutes par
les sucs salivaires, peuvent donner lieu à des
coliques et à de légers accidents.

FIN.

TABLE DES MATIÈRES.

DEUXIÈME PARTIE.

MALADIES DE L'ENFANCE.

LIVRE II.

MALADIES DE LA PREMIÈRE ET DE LA SECONDE ENFANCE.

Bordeaux. — Imp. de J. DELMAS, rue Sainte-Catherine, 139.

LIVRES DE FONDS

DE LA LIBRAIRIE DE P. CHAUMAS

MÉMOIRE SUR LE MUGUET DES ENFANTS NOUVEAU-NÉS, par
E. Le Barillier, docteur-médecin, in-8°, 1857. . . . . . 1f »

RELATION D'UNE ÉPIDÉMIE DE ROUGEOLE observée à l'hospice des Enfants, par le même; in-8°, 1856. . . . . . . 1 »

TRAITÉ SUR LES VINS DU MÉDOC ET LES AUTRES VINS ROU-
GES ET BLANCS DU DÉPARTEMENT DE LA GIRONDE, par
W. Franck, 4e édition, avec 26 vues de châteaux et une
carte du département de la Gironde, 1 vol. in-8°, 1859   7 50

LA CULTURE DES VIGNES, LA VINIFICATION ET LES VINS
DANS LE MÉDOC, avec un État des vignobles d'après leur
réputation, par d'Armailhacq, ancien magistrat, et pro-
priétaire dans le Médoc; 1 v. in-8°, de 600 pages, avec
figures, 1858. (Cet ouvrage a obtenu de l'Académie de
Bordeaux une médaille d'argent grand module.) In-8°. .   6 »

GRANDS VINS DE BORDEAUX (les), poème par Biarnès, grand
in-8°, figures gravées par Pauquet (édition de luxe). .   6 »

GUIDE DU CONSOMMATEUR DE BONS VINS, ou Essai sur les
produits vinicoles du département de la Gironde, par
J. Ferrier, D.-M., in-8° (1857).. . . . .   2 50

NOUVEAU CONDUCTEUR DE L'ÉTRANGER A BORDEAUX, par
E. L., 4 figures et plan de la ville dressé en 1858. . .   1 50

STATISTIQUE DU DÉPARTEMENT DE LA GIRONDE, par Jouan-
net, avec la carte du département, 5 vol. in-4°. . . . .   24 »

SUPPLÉMENT A LA STATISTIQUE DU DÉPARTEMENT DE LA
GIRONDE (1847), 1 vol. in-4°, avec figures. 7 50

ÉTUDES SUR LES LANDES, par le bon d'Haussez, 1 v. in-8°.   4 »

UN VOYAGE AU BASSIN D'ARCACHON, par H. Ribadieu, in-18   1 »

MÉDECIN (le) DE MER, par Moulinié, 1 vol. in-8°.. . . . .   5 »

TRAITÉ THÉORIQUE ET PRATIQUE DE L'ACTION RÉDHIBITOIRE
DANS LE COMMERCE DES ANIMAUX DOMESTIQUES, conte-
nant *un formulaire complet de tous les actes nécessaires*, par M. Oscar Dejean, juge-de-paix du canton de
Pessac (Gironde); 1 vol. in-12. . . . .   3 »

Bordeaux.— Imp. J. Delmas, rue Ste-Catherine, 139.